ENCYCLOPÉDIE
POPULAIRE,

OU

LES SCIENCES, LES ARTS
ET LES MÉTIERS

MIS A LA PORTÉE DE TOUTES LES CLASSES.

L'instruction mène à la fortune
et conduit au bonheur.

PETITE
PHARMACIE
DOMESTIQUE,

CONTENANT

LA PRÉPARATION DES MÉDICAMENS ET L'INDICATION DES PREMIERS SECOURS A DONNER AUX MALADES,

A L'USAGE

DES PERSONNES BIENFAISANTES.

PAR M. BLANCHARD,
PHARMACIEN.

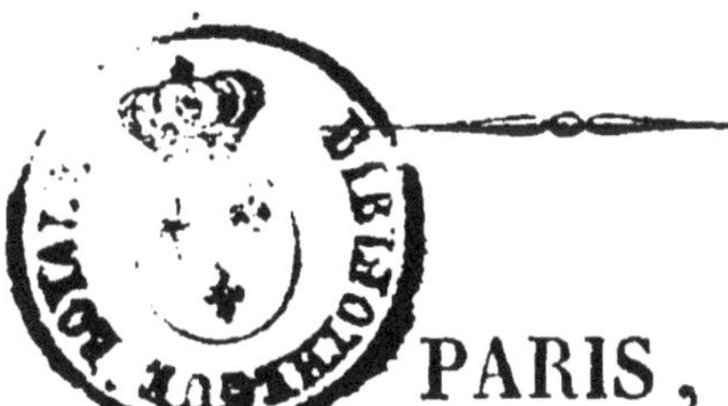

PARIS,
AUDOT, ÉDITEUR,
RUE DES MAÇONS-SORBONNE, N° 11.
1828.

IMPRIMERIE DE A. HENRY,
Rue Gît-le-Cœur, n° 8.

PETITE PHARMACIE DOMESTIQUE.

CONSIDÉRATIONS PRÉLIMINAIRES.

L'ART de guérir est presque aussi ancien que le monde : cet art sublime qui nous soulage dans nos maladies, devint de bonne heure l'objet des études de l'homme. Il y était entraîné par ce sentiment intérieur qui nous domine et qui nous porte à venir au secours de nos semblables lorsque nous les entendons se plaindre. Dans les premiers tems, celui qui pratiquait cet art était en même tems médecin, chirurgien et pharmacien; les maladies étaient peu nombreuses, mais bientôt la masse des maladies, et par suite le nombre des médicamens s'augmentant, l'intelligence d'un seul homme ne put embrasser toutes les connaissances qu'exigeait l'art de guérir. On divisa cette étude en trois sciences : Médecine, Chirurgie, Pharmacie; et cette dernière eut pour objet la préparation des médicamens que le médecin pouvait prescrire à ses malades. Tel est encore aujourd'hui le but de la pharmacie : considérée sous ce point de vue général, cet art est encore très-vaste, demande des études très-approfondies, et ce n'est pas sans raison que les gouvernemens ont demandé des garanties de capacité à ceux qui se proposaient de l'exercer publiquement. La santé étant le plus précieux des biens, aussitôt que nous ne l'avons plus, le médecin met à contribution toutes les substances naturelles pour trouver les moyens de nous la rendre. De là cette variété de matières, de préparations qu'il met en œuvre; de là aussi cette variété de connaissances que le pharmacien doit avoir : ici l'erreur la plus légère peut être d'une importance majeure : la vie d'un père, d'une mère de famille peut en dépendre. Loin de nous, conséquemment, le désir que l'on pourrait nous supposer de vouloir *populariser* l'art pharmaceutique; un résultat semblable serait un fléau pour la société, et, cependant, la nature même de ce Traité, la place qu'il doit occuper dans l'*Encyclopédie populaire*, tout semble nous mériter ce reproche. Expliquons-nous.

S'il est une vérité reconnue, c'est que le meilleur principe, outré dans ses conséquences, peut donner lieu à de graves erreurs. De ce que l'art pharmaceutique en général demande beaucoup d'étude, faut-il en conclure que la préparation de tout médicament qui peut apporter quelques adoucissemens à un malade, doive être interdite aux personnes étrangères à la pharmacie? Non, sans doute; et s'est-on jamais permis quelques observations sur ces sœurs charitables préparant des tisanes pour les malades? Qui pourrait, je ne dis pas réprimander, mais même ne pas admirer ce vénérable pasteur qui, ministre d'un Dieu de charité, mettant à profit le peu de connaissances médicales qu'il a acquises, prépare quelques potions simples qu'il porte lui-même au malade qu'il a déjà soulagé en lui faisant entendre les paroles d'un Dieu miséricordieux? Ne pourrions-nous pas, d'ailleurs, ajouter que celui qui n'aura pas quelques données pratiques antérieures, sera retenu par la crainte de commettre des erreurs, et rejettera loin de lui la responsabilité qui pèserait sur ses actions, si, par son ignorance il pouvait compromettre la vie d'un de ses semblables? Disons-le hautement, nous nous trouverons heureux si, en traçant aux pasteurs, aux personnes bienfaisantes et éclairées quelques règles simples et faciles, nous pouvons les guider dans leurs travaux et multiplier pour elles les moyens qu'une pratique superficielle n'a pu leur indiquer que d'une manière imparfaite.

Une question de ce genre ne peut, comme presque toutes les autres, être résolue en un seul sens. Si la pratique de la pharmacie, par des personnes peu versées dans cet art, a donné lieu à de graves erreurs, que de fois aussi une affection légère a dégénéré en une maladie grave et souvent mortelle parce que les premiers secours, si efficaces en pareils cas, n'ont pu être administrés promptement. Une seule potion antispasmodique peut calmer les plus fortes affections nerveuses; des applications émollientes peuvent s'opposer au développement d'une irritation intestinale; enfin des adoucissans, des expectorans administrés promptement peuvent guérir des toux qui, devenues opiniâtres, se changent en affections de poitrine contre lesquelles viennent ensuite échouer toutes les prescriptions médicales.

Principiis obsta: serò medicina paratur,
Cùm mala per longas invaluère moras. *
OVID.

Si les médicamens étaient toujours tels qu'ils nous sont offerts par la nature, leur administration présenterait peu de difficultés; quelques principes extrêmement faciles sur le mode d'action, sur la forme la plus convenable, enfin sur l'âge, le sexe, la constitution, etc., etc., seraient suffisans; mais il n'en est point ainsi: l'état physique de tel médicament s'oppose à son administration immédiate; il faut, par exemple, obtenir seulement les principes solubles; de là la nécessité de l'étude pharmaceutique qui, dans sa partie la plus simple, comprend 1° l'étude des matières telles que nous les offre la nature; 2° l'étude du mode de préparation des médicamens composés; telle sera aussi la division établie

* Traitez le mal à son début, le médicament est donné trop tard lorsque ce mal a pu faire de grands progrès.

dans cet ouvrage que nous terminerons par un *Mémorial pharmaceutique* ou espèce de *Memento* donnant le nom des maladies les plus simples, accompagné du nom des substances simples ou composées qui ont été reconnues les plus efficaces pour le soulagement dans ces mêmes maladies.

SECTION Ire.

Des Substances médicamenteuses simples.

On ne comprend pas ici, sous le nom de *substances simples*, celles que l'on appelle ainsi, dans le langage chimique, c'est-à-dire, qui n'ont pas été décomposées. En pharmacie, une substance simple est celle qui est restée sous la forme que lui a donnée la nature par opposition à une substance médicamenteuse composée qui a été amenée à cet état, comme étant d'un usage plus commode et d'une administration plus facile. Ainsi la racine de guimauve est un médicament simple, et la décoction de cette racine est un médicament composé : les premiers servent évidemment à la préparation des seconds : telle est la seule division que l'on doit établir dans la pharmacie lorsqu'on a toutes les connaissances requises, et qu'on veut pratiquer cet art dans une grande ville. Il suffit de se procurer 1° chez l'herboriste, les plantes indigènes; 2° chez le droguiste, les substances exotiques. Ces deux sortes de moyens réunis, on procède aux diverses préparations qui constituent l'art pharmaceutique. Il n'en est pas de même dans un ouvrage du genre de celui qui nous occupe; celui qui, sans avoir des principes très-étendus sur l'art pharmaceutique, veut cependant, dans les occasions pressantes, venir au secours d'un malade affecté peu gravement, ne doit préparer que des médicamens d'une exécution facile; il est donc nécessaire qu'il ait à sa disposition, non-seulement les véritables substances premières, mais encore un assez grand nombre de médicamens composés dont la préparation présente d'assez grandes difficultés. Telle est aussi la marche que nous suivrons dans ce petit Traité. La section qui nous occupe présentera les substances simples et composées les plus importantes, c'est-à-dire celles que l'on doit avoir lorsque l'on veut ensuite préparer quelques médicamens magistraux. Nous suivrons l'ordre alphabétique, et le nom de chaque médicament sera suivi 1° de ses caractères physiques les plus remarquables; 2° de la dose à laquelle il est le plus ordinairement administré; 3° du mode sous lequel il est donné au malade; 4° des affections simples qui nécessitent en général son emploi.

Toute science a son langage. Il est nécessaire de connaître les principaux termes techniques dont on se sert en chimie et en pharmacie, parce que ces termes peignent quelquefois d'un seul mot ce qui demanderait une périphrase plus ou moins longue.

—

VOCABULAIRE

DES PRINCIPAUX TERMES

MÉDICAUX, CHIMIQUES ET PHARMACEUTIQUES, DONT LA CONNAISSANCE EST NÉCESSAIRE POUR COMPRENDRE LES PROPRIÉTÉS DES CORPS ET LES PRÉPARATIONS INDIQUÉES DANS LA PHARMACIE DOMESTIQUE.

A.

Absorbant, se dit d'un médicament qui absorbe les aigreurs de l'estomac; la magnésie, la craie, etc., etc.

Alcool. On désigne, sous ce nom, une liqueur spiritueuse, incolore, dont on mesure le degré avec un instrument appelé aréomètre. Il y a deux principales sortes d'alcool : 1° l'esprit-de-vin, qui marque ordinairement 33°; 2° l'eau-de-vie, dont le degré peut varier de 16° à 22°;

3° *Anodin*, qui calme les douleurs.

1° *Anthelmintique*; 2° *Antiarthritique*; 3° *antiherpétique*; 4° *antihystérique*; 5° *antiscorbutique*; 6° *antiscrophuleux*; 7° *antispasmodique*. Ils agissent contre 1° les vers, 2° la goutte, 3° les maladies de la peau,

4° les affections nerveuses ; 5° le scorbut, 6° les scrophules ; 7° les spasmes.

Astringent, qui resserre les tissus et diminue les sécrétions.

B.

Béchique, qui soulage la toux, et calme toutes les affections de poitrine.

Bols, médicamens sphériques d'un volume supérieur à celui d'une pilule.

C.

Calmant, médicament qui tempère les douleurs.

Carminatif, médicament qui agit contre les flatuosités : l'anis, le fenouil, etc.

Clarification et *clarifier*, se dit d'une opération qui a pour but de rendre un liquide trouble aussi limpide que possible.

Cristallisation; c'est une espèce de précipitation (*voyez ce mot*) dans laquelle les particules du corps dissous s'arrangent sous une forme déterminée ; telle est la cristallisation opérée en évaporant une solution saline.

Combustion ; ce phénomène a lieu toutes

les fois qu'un corps échauffé émet de la chaleur accompagnée de lumière.

Concentration, concentrer; lorsque l'on évapore un liquide syrupeux de manière à l'épaissir.

Condensation, est le retour d'une vapeur à l'état liquide.

Cordial; se dit d'un médicament qui, pris à l'extérieur, donne du *ton* à l'ensemble de l'organisation.

D.

Décoction, est l'action de soumettre, pendant quelque tems, une substance mise dans l'eau à la température de l'eau bouillante, de manière à volatiliser une partie du liquide. Ce mode de préparation ne s'emploie que pour les matières dont les principes médicamenteux sont fixes, ou dont la texture est très-serrée, comme les bois, les racines, etc., etc.

Déliquescent, se dit d'une substance qui attire l'humidité de l'air et se résout en un liquide : la potasse, etc., est déliquescente.

Dépilatoire, composé emplastique que l'on met sur la peau, et qui la dépouille de ses poils.

Dérivatif, médicament le plus ordinairement externe, qui agit sur l'organe sur lequel il est appliqué, et qui, produisant une irritation, déplace celle que l'on veut guérir. Les sinapismes, les vésicatoires sont dérivatifs.

Dessication, action de sécher une substance pour la rendre d'une conservation plus facile; on opère la dessication des plantes pour les retrouver lorsque la nature cesse de nous les offrir.

Diaphorétique est synonyme de *sudorifique*, qui provoque la transpiration.

Digestion. Lorsqu'une substance étant plongée dans un liquide, on soumet pendant dix à douze heures toute la masse à une température d'environ 36 à 50°, c'est-à-dire, intermédiaire entre la température ordinaire et celle de l'eau bouillante, on opère une digestion.

Distillation. Soumettre un liquide à une température telle, qu'une partie soit vaporisée, et ensuite condensée (voyez *condensation*), c'est faire une distillation.

Diurétique. On dit qu'un médicament est diurétique lorsque son action est spéciale sur le système urinaire; le sel de nitre, la scille, sont diurétiques.

Division mécanique, séparati o

corps en plusieurs parties ; la division mécanique la plus ordinaire en pharmacie est la pulvérisation. (*Voyez* ce mot.)

E.

Edulcorer, faciliter l'administration d'un médicament liquide interne, en lui ajoutant du sucre, du miel, un sirop, etc.

Efflorescent, substance qui perd à l'air une partie de l'eau qu'elle renferme, et qui tombe en poussière ; quelques sels usités en médecine sont efflorescens.

Emétique, qui, agissant sur la membrane de l'estomac, la contracte et provoque des vomissemens.

Emménagogue, qui provoque les menstrues chez les femmes.

Escarrotique, qui ronge les chaires baveuses.

Évaporation, est la conversion d'un liquide en vapeur : l'évaporation peut être partielle ; 1° pour une solution saline, cette dernière se *concentre* ; 2° pour un liquide visqueux, celui-ci s'épaissit ; enfin, l'évaporation peut être totale, la partie restante dans le vase est alors desséchée.

Excipient. En pharmacie, on donne ce nom à la substance liquide ou demi-solide qui, dans un médicament composé, sert à former de toutes les autres substances, un tout homogène. Dans une décoction de guimauve, l'eau est l'excipient; dans un opiat dentifrice, c'est en général le miel qui sert d'excipient.

Excitant. Médicament qui augmente l'action organique et accélère les mouvemens vitaux : par exemple le camphre.

Excortation, écorchure.

F.

Fébrifuge, qui jouit de la propriété de diminuer ou d'empêcher les accès fébriles : la gentiane, le quinquina.

Fermentation vineuse. On désigne ainsi le mouvement qui s'opère dans un liquide sucré, lorsque la matière sucrée se convertit en une liqueur enivrante.

Filtration, opération qui a pour but de séparer complétement d'un liquide, les parties qui sont en suspension. Le papier gris, le papier joseph, sont employés pour faire les filtres ordinaires, et se placent sur des entonnoirs.

H.

Huile essentielle, liquide inflammable, d'une saveur amère, d'une odeur *sui generis*. On le connaît souvent sous le nom d'essence; telle est l'essence de térébenthine, de citrons, etc.

I.

Infusion, est employée pour extraire les principes aromatiques et volatils des substances, lorsque ces principes seraient détruits par une décoction : le procédé le plus ordinaire est de verser sur la substance placée dans un vase, le véhicule bouillant, de couvrir, d'agiter deux ou trois fois, et ensuite de passer, ou même encore mieux, de filtrer le liquide qui prend alors le nom d'infusion.

Insoluble; se dit d'une substance qui ne peut *se dissoudre* dans l'eau : la craie, le sable, etc.

L.

Laxatif. On désigne sous ce nom une espèce de *purgatif émollient*. Les pruneaux cuits sont laxatifs.

M.

Macération, diffère de l'infusion en ce que, 1° le liquide versé sur la substance est ordinairement à la température ordinaire ; 2° l'opération se prolonge plus longtems.

Mixtion, se dit de l'opération par laquelle on mélange plusieurs médicamens pour en former un compsé.

O.

Odontalgique, se dit d'une substance employée pour les dents.

P.

Pectoral, se dit d'un médicament employé pour guérir les toux.

Pesanteur spécifique, désigne le poids comparatif des corps sous le même volume. Ainsi, l'huile étant plus légère que l'eau, on dit que l'huile a une pesanteur spécifique plus faible que celle de l'eau.

Porphyrisation. C'est une espèce de pulvérisation par laquelle on obtient la substance en poudre presqu'impalpable : la porphyrisation s'exécute en plaçant la substance en poudre déjà assez fine sur le porphyre, et achevant de la pulvériser par une molette. (espèce de cône que l'on promène circulairement sur le porphyre.)

Précipitation, est l'inverse de la solution ; elle comprend tous les procédés par lesquels un corps solide est obtenu de la décomposition d'une solution : la matière séparée prend les noms, 1° de précipité, si elle tombe au fond du liquide, 2° d'écume si elle surnage. Cette précipitation peut se faire 1° en diminuant par évaporation la masse du dissolvant, 2° en diminuant la force dissolvante du liquide par abaissement de la température, 3° par l'addition d'un agent chimique qui peut s'unir au dissolvant et précipiter le corps dissous, ou former lui-même un corps insoluble par son union avec le corps dissous.

Pulpation et *pulpe*. La pulpation ne s'exerce que sur des substances molles et qu'on ne peut réduire qu'en forme de pâtes, telles sont les substances charnues des végétaux, les parenchymes de fruits, de racines, etc. Les pulpes ne s'obtiennent guère que des végétaux ou de leurs parties molles.

Pulvérisation, est une division mécanique qui peut se pratiquer de 5 ou 6 manières différentes, selon la nature des corps secs qu'on y soumet par 1° *contusion*. 2° *trituration*, 3° *porphyrisation* (*Voyez ce mot*). 4° *Lavage;* en délayant dans un mortier ou une terrine, une terre naturellement divisée, comme la craie, l'argile et les terres bolaires avec beaucoup d'eau, les particules les plus tenues se suspendent dans l'eau qu'elles troublent; on décante cette eau et on la passe au travers d'un tamis, puis on la laisse déposer; ce dépôt séché est une poudre très-légère; 5° par *mouture*; 6° par *frottement*.

Purgatif, qui relâche en produisant une irritation intestinale plus ou moins forte. Dans le premier cas, le médicament porte souvent le nom de *drastique*.

Rafraîchissans, médicamens qui tempèrent les mouvemens des vaisseaux, du sang, la chaleur : tels sont par exemple, les acides étendus d'eau.

Rectification. Cette opération qui a pour objet de rendre divers liquides plus énergiques, s'applique surtout aux liquides plus légers que l'eau. Ainsi lorsque, soumettant à la distillation un mélange d'eau et d'alcool, marquant par exemple 30°, on sépare la première partie qui passe à la distillation et qui marque environ 36°, on *rectifie* l'esprit-de-vin.

Résine, produit végétal soluble dans l'alcool, et insoluble dans l'eau; la poix de Bourgogne est une résine.

Résolutif. On désigne sous ce nom, un médicament astringent, qui a pour objet de faire rentrer dans le torrent de la circulation des fluides sanguins séreux, ou autres, qui sont sortis des vaisseaux capillaires, ou y séjournent par l'effet d'une faiblesse locale, comme on le remarque dans quelques entorses.

Rubéfians, médicamens que l'on applique sur la peau qu'ils irritent, puis font rougir : ils amènent aussi de la chaleur, de la douleur, et enfin, la vésication s'ils sont assez énergiques, en assez grande quantité, ou séjournent assez long-tems.

L'ail, la scille, le raifort, etc., sont des rubéfians.

S.

Sédatif, est à peu près synonyme de *calmant*. (*Voyez* ce mot.)

Soluble, se dit d'une substance qui *se dissout* dans l'eau, le sucre, le sel, le miel, etc.

Solution est la diminution d'aggrégation

dans un solide, par suite de sa mise dans un liquide: la substance dont l'aggrégation est diminuée, s'appelle le *dissous*, et la substance par l'action de laquelle s'opère la solution, s'appelle le *dissolvant*.

Spiritueux. On désigne sous ce nom, un liquide qui a la propriété enivrante; l'eau-de-vie est un liquide spiritueux.

Stimulant, est à peu près synonyme *d'excitant*. (*Voyez* ce mot.)

Stomachique, médicament qui donne du ton à l'estomac.

Styptique, médicament que l'on applique sur les surfaces même qui fournissent le sang dans les hémorrhagies.

T.

Tamisation, est la séparation des molécules les plus déliées des corps qu'on pulvérise; on exécute cette opération en faisant traverser au corps, un tissu plus ou moins serré de soie ou de crin.

Température. Ce terme appliqué à un corps, indique le degré de chaleur que présente ce corps. Les principales températures sont : 1° la température froide de 0° à 10°; 2° la température tiède, de 10° à 30°; 3° la température chaude, de 30° à 80°;

4° la température de l'eau bouillante 100°; les températures supérieures s'indiquent par la couleur que prend le corps échauffé *rouge-cerise*, *rouge-blanc*, *blanc*, et enfin l'incandescence qui est le plus grand effet de la chaleur.

Tonique. On dit aussi *corroborant*, *fortifiant*. Ces médicamens fortifient les tissus, augmentent la chaleur, sans exciter, sans accélérer les mouvemens. Ils n'augmentent pas en général les évacuations.

V.

Vermifuge, est synonyme d'*Anthelmintique*. (*Voyez* ce mot.)

Vésicant est un rubéfiant énergique.

Vomitif est synonyme d'émétique.

Toutes les expressions techniques que l'on emploie dans l'art pharmaceutique, ne sont pas comprises dans le Vocabulaire qui précède; mais le cadre dans lequel nous sommes circonscrit, s'opposait à ce que les détails fussent plus étendus. Ce que nous avons donné suffira d'ailleurs pour s'expliquer à soi-même les termes que nous n'aurions pas relatés.

Des Poids et des Mesures, en usage dans l'Art médical.

Les quantités de matières employées dans les opérations pharmaceutiques, sont déterminées plus exactement par le poids. Celui qui veut préparer des prescriptions médicales, doit avoir au moins deux balances; l'une pour l'usage ordinaire, et l'autre, pour les *pesées* qui demandent une grande exactitude. Une bonne balance doit rester en équilibre, par elle-même, et trébucher sensiblement par la plus faible addition d'un poids dans l'un des plateaux; elle ne doit jamais être surchargée ou rester suspendue trop long-tems.

La pharmacie fait encore usage des anciens poids; cependant on a établi des termes de comparaison entre les poids anciens et les poids décimaux.

POIDS ANCIENS.				POIDS NOUVEAUX.
Le marc vaut.	une demi livre,	ou	»	26 grains.
La livre vaut.	16 onces,	ou	0	500 grammes.
L'once.......	8 gros,	ou	»	32 grammes.
Le gros......	3 scrupules	ou	»	4 grammes.
Le scrupule..	24 grains	ou	»	1 gram. un tiers.
Le grain.....	»	ou	»	un demi décig.

Il est souvent utile de pouvoir convertir

les poids décimaux en poids anciens. La table suivante donne cette facilité.

1 kilogramme		vaut	2 livres.
»	500 grammes	valent	1 livre.
»	1 gramme	vaut	18 grains.
»	1 décigramme	vaut	2 grains.

Les rapports que nous donnons ne sont pas rigoureusement justes ; mais leur exactitude est suffisante pour les besoins pharmaceutiques.

Mesures de Capacité.

Les quantités de liquides s'obtiennent par la pesée ; cependant, dans quelques circonstances, on les mesure : les deux tables suivantes peuvent donc présenter de l'utilité.

MESURES ANCIENNES.						MESURES NOUVELLES.	POIDS.	
1 pinte	= 2 chopines	= 4 demi-setiers	= 8 poissons	= 16 demi-poissons	= 32 onces	= 1 litre	= 1 kil.	» gram.
	1	= 2	= 4	= 8	= 16	= 1/2	= »	500
		1	= 2	= 4	= 8	= 1/4	= »	250
			1	= 2	= 4	= 1/8	= »	125
				1	= 2	= 1/16	= »	64
					1	= 1/32	= »	32

MESURES NOUVELLES.				MESURES ANCIENNES.	POIDS.		
1 litre	= 10 décilitres	= 100 centilires	= 1000 millilitres	= 1 pinte	= 1 kil.	= »	(ou 2 livres.)
	5	= 50	= 500	= 1 chopine	= »	= 500 gr.	(ou 1 livre.)
	1	= 10	= 100	= 4/5 poisson	= »	= 100	(ou 3 onces.)
		5	= 50	= 2/5 poisson	= »	= 50	(ou 1 once 1/2)
		1	= 10	»	= »	= 10	(ou 2 gros 1/2)

Des Signes et des Abréviations employés dans la rédaction des formules de médicamens.

Dans les premiers secours à donner à un malade, le médecin n'étant point encore appelé, la connaissance des signes particuliers employés dans la rédaction d'une formule, est complétement inutile; mais il n'en est plus de même lorsque l'on veut exécuter la plus simple formule écrite par un médecin : l'exposé et l'explication de ces signes doit donc entrer dans une pharmacie domestique.

On s'est plusieurs fois élevé contre l'usage 1° d'écrire les formules en latin, 2° d'indiquer les quantités prescrites par ces signes particuliers dont l'origine est fort ancienne : cette mesure a son bon et son mauvais côté : en l'employant, le médecin évite les observations des *commères* qui entourent si souvent un malade, observations qui n'ont qu'un seul effet, celui d'effrayer ce même malade. Conséquemment, il semble que, dans une grande ville où l'instruction est très-répandue, la rédaction d'une formule médicale en latin ne peut présenter aucun inconvénient, parce que le pharmacien étant en général instruit, il ne peut en résulter aucune cause d'erreur. Mais dans une petite ville et mieux encore, dans une campagne, la préparation d'une formule étant faite, ou par un pharmacien peu instruit, ou, par les personnes charitables auxquelles s'adresse ce livre, je pense que la rédaction en langue et en poids vulgaires offrira toujours de grands avantages : nous engageons cependant les personnes qui veulent établir une petite pharmacie domestique, à ne pas négliger l'étude des signes médicaux, et c'est pour leur faciliter cette étude que nous les relaterons dans le tableau qui va suivre.

Tableau des Signes médicaux indiquant les quantités en poids.

La livre se désigne ainsi ℔ ; on ajoute à la droite (en chiffres romains) le nombre de livres ainsi ℔ ij, ℔ jv, signifient 2 et 4 livres.

La 1/2 livre	ou 8 onces se désigne ainsi :		℔ ß
L'once	ou 8 gros	*Idem.*	℥ j
La 1/2 once	ou 4 gros	*Idem.*	℥ ß

Le gros ou 3 scrupules	se désigne	ℨ j	
Le ½ gros	*Idem.*	ℨ ß	
Le scrupule ou 24 grains	*Idem.*	℈ j	
Le grain	*Idem.*	gr. j	

Tableau des Mesures, par Abréviations.

man j	indique :	une poignée.
P j	*id.*	une pincée.

n° 1, 2, etc., exprime le nombre de morceaux ou de parties.

ana ou āā	indique :	de chaque.
P : E.	*id.*	parties égales.
q : s	*id.*	quantité suffisante.
S. A.	*id.*	selon l'art.
℞	*id.*	recipe, prenez.
Cochlear	*id.*	une cuillerée.
Cochleatim	*id.*	par cuillerées.
Gutt. j	*id.*	une goutte.
m.	*id.*	misce, mêlez.
F.	*id.*	fiat, faites.

Exemple d'une Formule :

℞ Feuilles d'oranger. } āā P j.
Fleurs de tilleul. }
Eau bouillante, ℥ jv.
Faites infuser, passez, ajoutez :

Laudanum de Sydenham, gutt. x.
Eau de fl. d'oranger, cochlear j.
Sirop gomme, q : s.

M : F : S. A : une potion à prendre *cochleatim* d'heure en heure.

Cette formule se lit de la manière suivante : *prenez* une *pincée* de fleurs de tilleul et une *pincée* de feuilles d'oranger, versez dessus 4 *onces* d'eau bouillante, laissez infuser, passez, ajoutez 10 *gouttes* de laudanum, *une cuillerée* d'eau de fleurs d'oranger et une *quantité suffisante* de sirop de gomme, *mêlez, faites selon l'art* une potion à prendre *par cuillerées*, d'heure en heure.

SUBSTANCES A ACHETER POUR POUVOIR ENSUITE PRÉPARER DES MÉDICAMENS COMPOSÉS.

Absinthe. Les feuilles de la grande et de la petite absinthe, qui sont desséchées, molles, fragiles, d'un vert blanchâtre, d'une saveur amère, sont employées en infusion, en vin, en teinture comme anthelmintique, stimulant, sudorifique (Achat ; 2 onces.)

Acétate d'ammoniaque. (Achat 4 onces.)

Acétate de potasse, sel déliquescent, d'une saveur piquante et fraîche. Il est diurétique, fondant, et se prescrit à la dose de 12 à 18 grains dans les rétentions d'urine, etc. (Achat, 2 onces.)

Acide sulfurique, liquide oléagineux, pesant, très-acide, noircissant les substances organiques, est astringent et tonique, se prescrit à la dose de 10 à 20 gouttes dans une pinte de tisane, dans les acidités morbides, les faiblesses, les pertes chez les femmes, etc. (Achat, une demi-livre.)

Agaric amadouvier, substance dont les caractères physiques sont semblables à ceux de l'amadou ordinaire, c'est la partie médullaire d'une espèce de champignons : appliqué à l'extérieur, l'agaric est styptique et s'emploie dans toutes les hémorrhagies. (Achat, une demi-livre.)

Alcool à 33°*;* ce liquide a toutes les propriétés du liquide suivant, mais à un degré supérieur.

Alcool à 22°, ou *eau-de-vie*, liquide coloré ou incoloré, d'une saveur chaude et cordiale, tonique et fortifiant, s'emploie à la dose de 1 à 2 gros dans les débilités. (Achat, une livre.)

Aloës, substance solide, vitreuse, cassante, d'une couleur brune, d'une saveur amère et désagréable ; est un purgatif stimulant dont l'action a particulièrement lieu sur le rectum : se prescrit à la dose de 5 à 15 grains en pilules dans les constipations opiniâtres, la suppression des règles. (Achat, 2 onces.)

Alun calciné ; est en morceaux blancs, spongieux, ou en poudre blanche analogue à du sucre pulvérisé, s'emploie à l'extérieur comme escarrotique. (Achat, 2 onces.)

Amandes douces ; elles sont en usage pour la préparation des lochs, des émulsions. (Achat 4 onces.)

Anis ; est une semence d'une odeur aromatique, d'une saveur chaude et piquante, s'emploie à l'intérieur comme carminatif. (Achat, 2 onces.)

Armoise. Les feuilles de l'armoise sont emménagogues ; on en fait un sirop connu sous le nom de *sirop d'armoise composé*. (Achat, 2 onces.)

Arnica. Les fleurs qui sont d'un jaune doré, d'une odeur peu forte, d'une saveur amère, âcre et piquante, sont à la dose d'un gros dans une pinte de tisane, stimulantes et employées pour exciter l'action de tout le système sanguin, pour diminuer la paralysie des muscles volontaires. (Achat 1 once.)

Assa fœtida, masse irrégulière d'un

brun rougeâtre, présentant des larmes violâcées : odeur très-forte et analogue à celle de l'ail, saveur âcre, chaude et piquante: se prescrit à la dose de 10 grains à un gros en pilules, en teinture, en lavement, comme stimulant antispasmodique, emménagogue dans l'aménorrhée; l'hystérie, etc., lorsque l'on a des vers. (Achat, 4 onces.)

B.

Bardane. La racine est longue, blanchâtre à l'intérieur, noirâtre en dehors; d'une saveur douceâtre, un peu amère : est employée comme apéritif, diurétique et sudorifique, à la dose d'une once en tisane, dans les affections de la peau. (Achat, 1 livre.)

Belladone. La racine que l'on emploie à petites doses en poudre ou en pilules, ne peut être prescrite que par un médecin. (Achat, une demi-once en poudre.)

Bouillon-blanc. Les fleurs jaunes de cette plante se donnent en infusion à deux ou trois pincées par pinte d'eau, comme calmantes et antispasmodisques; on les emploie dans les affections de poitrine, le catarrhe pulmonaire, le crachement de sang. (Achat, 2 onces.)

C.

Cachou. Cette substance est en masses rougeâtres, d'une saveur astringente, ensuite douceâtre; c'est un des meilleurs astringens que nous possédions. On la donne en poudre ou en pilules, à la dose de 10 grains à un scrupule dans les diarrhées, les ulcères et les aphtes de la bouche. (Achat, 2 onces.)

Calomel, poudre blanc-jaunâtre, très-lourde, insoluble dans l'eau; son usage provoque toutes les excrétions et sécrétions. C'est un purgatif qui, donné à une dose qui varie de 4 à 30 grains, réussit surtout dans les obstructions chroniques, les affections de vers, etc. (Achat, une once.)

Camomille romaine. Les fleurs blanchâtres de cette plante, d'une odeur aromatique agréable, d'une saveur chaude, amère, sont employées à la dose de 4 ou 5 *têtes*, en infusion, comme stimulant, et pour aider l'action vomitive d'un émétique. (Achat, une once.)

Camphre. Substance blanche, onctueuse friable, d'une odeur caractéristique, d'une saveur chaude, très-âcre et très-piquante; c'est un stimulant, un antispasmodique que l'on emploie 1° à l'intérieur, à la dose de 1 à 5 grains en pilules, dans la plupart des affections spasmodiques, etc. ; 2° à l'extérieur, en dissolution dans l'alcool, comme résolutif, etc. (Achat, 4 onces.)

Canelle; écorce d'un jaune rougeâtre, d'une odeur et d'une saveur agréable, chaude et aromatique ; elle est stimulante, stomachique, carminative et tonique; s'emploie surtout pour masquer l'odeur et la saveur des autres médicamens. (Achat, 1 once.)

Cantharides. C'est la poudre dont on doit faire l'acquisition ; elle est vésicante et s'emploie pour saupoudrer les emplâtres vésicatoires, lorsque l'on veut appliquer les médicamens de ce nom. (Achat, 2 onces.)

Capillaire. Ce sont les feuilles que l'on emploie en médecine ; leur odeur est assez agréable, quoique extrêmement faible : on les place parmi les béchiques qui facilitent l'action du poumon en calmant l'irritation et en relâchant le tissu pulmonaire : on les donne en infusion, en sirop, etc. (Achat, 2 onces.)

Casse. Ce fruit est une gousse cylindrique d'environ 3/4 de pouce de diamètre, et de un pied et plus de long. La pulpe de casse est un doux laxatif que l'on donne à la dose de quelques gros dans les constipations opiniâtres. (Achat, 1 livre.)

Castoréum. La poche doit être arrondie, pesante, et remplie d'une substance contenue dans des cellules membraneuses, d'une couleur brune, d'une odeur forte et désagréable, d'une saveur nauséeuse, amère et âcre; on donne le castoréum en teinture comme antispasmodique, à la dose de 2 à 3 grains dans l'hystérie, l'épilepsie, l'aménorrhée, etc. (Achat, 2 gros.)

Centaurée (petite). Les sommités fleuries de cette plante sont amères, et par conséquent sont employées comme stomachique et fébrifuge en infusion, à la dose d'un gros dans 2 livres d'eau. (Achat, 1 once.)

Chaux. Cette substance dissoute dans l'eau, est un léger escarrotique que l'on applique quelquefois sur les ulcères de mauvaise nature. (Achat, 2 onces.)

Chicorée sauvage. Les feuilles, dont mes lecteurs connaissent sans doute la forme, sont légèrement toniques et se donnent à la dose de 2 à 4 gros dans une pinte d'eau, dans le cas ou des douleurs à la région du foie font craindre la présence de calculs dans les conduits biliaires : on les donne aussi comme dépuratif dans les maladies chroniques de la peau, et principalement dans les dartres. (Achat, $^1/_2$ livre.)

Chiendent. Cette racine qui est longue, grêle, rampante, articulée ou noueuse, est donnée comme émollient et diurétique, à la dose d'une demi-once par pinte d'eau, toutes les fois que l'on veut faire de la médecine expectante dans les affections fébriles. (Achat, 1 livre.)

Cire. Je crois inutile d'indiquer ici les caractères physiques de la cire blanche et de la cire jaune; ces deux substances mêlées à des corps gras, liquides, forment la base d'un grand nombre d'onguens, etc. (Achat, 1 livre de cire jaune, $^1/_2$ livre de cire blanche.)

Consoude; racine grosse comme le doigt, longue, garnie de fibres noirs en dehors, blanche et visqueuse à l'intérieur; se donne en tisane, en sirop, à la dose d'une once, comme astringent béchique, adoucissant, dans les crachemens de sang, les dyssenteries, etc. (Achat, 1 livre.)

Coquelicots. Les pétales de la fleur de coquelicot sont d'un rouge éclatant avec une tache noire; on les prescrit en infusion à la dose de 1 gros comme émollient, calmant dans les inflammations des amygdales, le catarrhe pulmonaire, les toux sèches, etc. (Achat, 2 onces.)

Couperose blanche. (Voyez sulfate de zinc.)

Crème de tartre. Ce sel est ordinairement cristallisé; mais on doit ici en faire l'achat à l'état pulvérulent. C'est une poudre blanche que l'on donne comme rafraîchissant, et laxatif à la dose d'une once le matin, en 4 verres de tisane, dans quelques constipations. (Achat, 1 livre.)

D.

Diascordium. C'est un électuaire composé, d'un brun rougeâtre, que l'on donne ordinairement en nature, et très-estimé contre les dévoiemens et les dyssenteries : il est stomachique et un peu diaphorétique. On le prend à la dose d'un scrupule à 1 gros et-demi. Cette quantité renferme à peu près un demi-grain d'opium. (Achat, 2 onces.)

Digitale. Les feuilles qui sont larges, oblongues, ont une saveur amère et nauséeuse, on les prescrit en poudre, en pilules, à la dose de $^1/_2$ grain à 5 grains; en teinture, à la dose de 10 à 20 gouttes;

dans les anévrismes de l'aorte, les palpitations, etc. (*Achat* 1 once.)

Douce-amère. Les tiges de cette plante sont de la grosseur d'un tuyau de plume, d'une saveur douce et amère : cette dernière s'aperçoit d'abord : on les donne pour activer les sécrétions, dans les maladies de la peau, les scrofules, etc. Le mode d'administration est en général en tisane, à la dose d'une once en décoction dans une pinte d'eau. (Achat 1 livre.)

E.

Eau de Cologne. Liquide léger, incolore, inflammable, donnant un liquide laiteux, lorsqu'on le mêle à l'eau, d'une odeur caractéristique, d'une saveur chaude et piquante, se donne à l'intérieur, comme cordial et tonique, dans toutes les débilités. (Achat 4 onces.)

Eau de fleurs d'oranger. Liquide dont tout le monde connaît les caractères physiques. (Achat 1 livre.)

Eau de Mélisse. Liquide analogue à l'eau de Cologne, c'est-à-dire balsamique et suave; c'est un excellent céphalique, stomachique, tonique et vulnéraire, on l'applique sur les plaies récentes, c'est aussi un bon remède contre les syncopes, les vapeurs hystériques et hypocondriaques; la dose est de 2 gros à une demi-once, avec ou sans un véhicule approprié. (Achat 8 onces.)

Eau de roses. Liquide incolore dont l'odeur de roses est caractéristique. (Achat demi-livre.)

Emétique. Ce sel est blanc, cristallisé, d'une saveur métallique styptique. La poudre de ce sel qui est le composé que nous devons ici considérer, ressemble assez au sucre pulvérisé; il est vomitif, à la dose de 1 à 3 grains dans deux verres d'eau tiède : cette même dose étendue d'une pinte d'eau ou de bouillon aux herbes est purgative; enfin, on applique l'émétique, à la dose de 25 à 30 grains, mêlée à la graisse, sur la peau ; il agit alors comme rubéfiant et par conséquent est dérivatif. (Achat une demi-once.)

Emplâtre diachylum. On doit se procurer cet emplâtre : 1° en masse, qui sert ensuite pour former des emplâtres que l'on applique sur les plaies; 2° étendu sur de la toile, sous le nom de sparadrap, qui sert à réunir les bords d'une plaie. (Achat une livre de diachylum en masse, et quatre onces de sparadrap.)

Emplâtre vésicatoire. Ce médicament composé, est ordinairement en bâton, de

1 à 2 pouces de diamètre, et de 5 à 6 pouces de long; on l'étend sur une peau selon un modèle voulu, et on le saupoudre de cantharides en poudre. Cet emplâtre ainsi préparé, et appliqué sur la peau, produit en 24 heures, un vésicatoire; on sait que ce médicament agit comme dérivatif, et produit de très-bons effets dans la plupart des affections aiguës qu'il déplace. (Achat, une demi-livre.)

Esprit de mendérérus, est un liquide incolore, d'une saveur chaude et piquante. Il est formé d'acide acétique et d'ammoniaque. C'est un puissant excitant que l'on mêle, à la dose d'une demi-once à un once, dans la tisane d'arnica, pour les affections que doit combattre cette dernière plante. (*Voyez* ce mot.) (Achat 8 onces.)

Ether. Liquide incolore, très-léger, inflammable, d'une odeur suave, d'une saveur chaude et balsamique: pris à l'intérieur, à la dose de 10 à 20 gouttes, c'est un excellent antispasmodique, cordial et stimulant: on le donne dans l'hystérie, les affections nerveuses, etc. Appliqué à l'extérieur, il produit deux effets opposés, si on s'oppose à son évaporation en recouvrant avec la main, il agit comme rubéfiant, et produit une forte sensation de chaleur ; si on active son évaporation, il produit du froid, et est utile dans les migraines. Lorsque l'on fait un mélange, à partie égal d'alcohol et d'éther, on obtient la *liqueur d'Hoffmann*, dont l'action est moins énergique que celle de l'éther. (Achat, 8 onces.)

Ethiops martial, est une poudre noire et insoluble, dont la base est le fer, et que l'on emploie, à la dose de 8 à 15 grains, comme emménagogue dans la suppression ou les retards de règles chez les femmes. (Achat, 1 once.)

Extrait de jusquiame. Substance noirâtre, analogue au suc de réglisse, et que l'on emploie en pilules, à la dose de 5 à 10 grains, comme remplaçant environ 1 à 2 grains d'opium. (Achat, une demi-once.)

Extrait de valériane. Substance don tles caractères physiques sont analogues à ceux de la précédente. Cet extrait est à-peu-près le triple en énergie, de la racine de valériane. (*Voyez* ce mot.) On le donne à la dose de 10 à 15 grains en pilules, ou dans un véhicule approprié. (Achat, une demi-once.)

Extrait de Saturne. Liquide incolore ou jaunâtre, d'une saveur très-styptique, et un peu sucrée, on ne l'emploie qu'à l'extérieur, et mêlée avec un assez grande quantité d'eau : 15 à 20 gouttes, jetées dans 8 à 10 onces d'eau, donnent un liquide laiteux, connue sous le nom d'*eau de Goulard,* et dont on fait usage à l'extérieur comme astringent et résolutif pour les plaies, les luxations, les entorses, etc. (Achat, 4 onces.)

F.

Farine de lin. (*Voyez* lin.)
Farine de moutarde. (*Voyez* moutarde.)

G.

Gayac (bois de). C'est la râpure de ce bois que l'on emploie en médecine, comme sudorifique, à la dose d'une once en décoction dans 2 livres d'eau. (Achat, une livre.)

Gentiane. Racine longue, épaisse, brune à l'extérieur, spongieuse et jaune à l'intérieur, d'une saveur amère franche, donnée en vin ou en teinture, à la dose de 2 gros, à une once, c'est un puissant tonique, qui réussit dans toutes les débilités d'estomac. (Achat, 4 onces.)

Gomme adragant. On doit se procu-

3 *

rer la poudre de cette gomme; elle sert dans la préparation des loocks, et des potions huileuses. (Achat, une demi-once.)

Gomme arabique. Cette substance est en morceaux, plus ou moins arrondis, à cassure vitreuse, d'un blanc jaunâtre, soluble dans l'eau, insoluble dans l'alcohol; c'est un mucilagineux qui réussit dans toute espèce d'irritation. (Achat, on doit se procurer environ 1 livre de gomme en morceaux, et 4 onces de cette gomme en poudre.)

Grenadier. C'est l'écorce de la racine qui a été préconisée dans ces derniers tems, pour l'expulsion du ver solitaire. On fait précéder l'usage de cette racine, d'un purgatif doux, (huile de ricin, 2 onces.) et on donne le lendemain, 1 once à 2 onces de cette écorce en décoction dans une pinte d'eau. (Achat, 4 onces.)

Guimauve. Les racines de cette plante sont de la grosseur du petit doigt, longues et fibreuses; on les emploie ordinairement lorsqu'elles sont dépouillées de leur couche extérieure; elles sont alors parfaitement blanches; elles sont émollientes et réussissent dans toutes les irritations, soit qu'on en fasse usage à l'intérieur ou à l'extérieur. (Achat, 1 livre.)

H.

Houblon. Les sommités sont amères, aromatiques et astringentes. On les donne généralement en tisane, à une demi-once dans les maladies de la peau, etc. (Achat, 4 onces.)

Huile d'olive. Tous mes lecteurs connaissent les caractères physiques, et les propriétée de cette huile. (Achat, une livre.)

Huile de ricin. Cette huile est épaisse, visqueuse, d'un blanc jaunâtre, d'une saveur douceâtre, c'est, à la dose de 1 à 2 onces, un purgatif doux que l'on peut donner avec sûreté, dans les cas où les purgatifs âcres sont contr'indiqués, par exemple, dans les coliques. (Achat, une demi-livre.)

I.

Iode. Substance qui est en plaques micacées, d'une couleur d'ardoise, soluble dans l'alcohol; elle ne doit être prescrite à l'intérieur que par un praticien ; si on mêle sa teinture (15 à 20 grains), ou l'iode lui-même, (5 à 6 grains), dans une once de graisse, cette pommade réussit très-bien dans les goîtres, etc. (Achat, 2 gros.)

Ipécacuanha. Cette racine est de la grosseur d'une petite plume, gris-brune à l'extérieur, blanchâtre à l'intérieur, n'est employée qu'en poudre, en sirop, en pastilles, à la dose de 18 à 24 grains, dans un verre d'eau tiède; la poudre d'ipécacuanha est vomitive, mais à plus faible dose; elle stimule l'estomac, agit comme expectorant. (Achat, 1 once.)

J.

Jalap. Racine gris-brunâtre, d'une saveur et d'une odeur nauséeuse, la poudre qui est l'état dans lequel on en fait usage en médecine, agit à la dose de 18 à 24, comme purgatif. (Achat, 1 once en poudre.)

K.

Kermès minéral. Poudre d'un rouge amaranthe, insoluble dans l'eau et dans l'alcohol : à la dose de 1 à 2 grains dans un véhicule approprié, le kermès est diaphorétique, expectorant. (Achat, 4 onces : on en fait un grand usage dans la médecine vétérinaire.)

L.

Laudanum de Rousseau. Liquide opiacé

brunâtre, un peu visqueux, d'une saveur très-amère, s'emploie par gouttes, depuis 4 jusqu'à 20, comme un excellent calmant et somnifère ; il contient 1 grain d'opium pour 8 gouttes. (Achat, une dimi-once.)

Laudanum de Sydenham. Beaucoup plus connu et employé que le précédent ; c'est un liquide brunâtre, d'une couleur *safranée* sous un petit volume. C'est un excellent calmant dans toutes les douleurs, les spasmes, les coliques, les dévoiemens ; les flux, un adoucissant dans les potions, les lavemens ; la dose est depuis 4 gouttes jusqu'à 30 ; et plus, quand on l'emploie à l'extérieur, en frictions, dans les rhumatismes, les inflammations, etc. (Achat, 2 onces.)

Lichen d'Islande. Cette substance est en feuilles coriaces membraneuses, divisée en lobes et en lanières, d'une couleur brunâtre, marquées de blanc, d'une saveur mucilagineuse et amère. On l'emploie à la dose d'une once en tisane, en sirop, dans les toux, les catarrhes négligés. (On doit rejeter la première eau de décoction, comme renfermant le principe amer. (Achat, 1 livre.)

Lin (farine et graines de). Ces semences qui sont ovales, plates, contiennent une grande quantité de mucilage, et leur décoction est employée comme émollient à l'extérieur, en lavement : la farine de lin qui n'est autre chose que la graine de lin soumise à la pulvérisation par mouture ; sert, lorsqu'on la délaye dans le double de son poids d'eau, à faire des cataplasmes. (Achat, 4 onces de graines et 4 livres de farine.)

M.

Magnésie. Substance blanche, légère, pulvérulente, insoluble dans l'eau, inodore, d'une saveur terreuse, que l'on emploie à la dose de 15 à 30 grains, comme absorbant dans toutes les aigreurs d'estomac. Si on donne cette substance à plus haute dose, 2 à 3 gros, elle agit comme un léger purgatif : le mode d'administration le plus ordinaire, est de la délayer dans un verre d'eau sucrée avec laquelle elle donne une espèce de lait d'un coup d'œil agréable. (Achat, 2 onces.)

Manne. Tout le monde connaît les caractères physiques et les propriétés médicales de cette substance dont on distingue deux espèces : 1° manne en sorte ; 2° manne en larmes. La première s'emploie comme purgatif, la deuxième comme laxatif : toutes deux à la dose d'une à 2 onces. (Achat de chaque, 8 onces.)

Mauve. Toute cette plante renferme une proportion considérable de mucilage la décoction des feuilles ; (1 once dans une pinte d'eau) est encore employée dans les dyssenteries, ardeurs d'urine. Leur principal usage est en lavement, en cataplasmes, en fomentations. (Achat, 4 onces.)

Mélisse. Les feuilles de cette plante ont une odeur agréable, une saveur faible et aromatique ; on les emploie en infusion aqueuse à la manière du thé, à la dose d'une pincée dans une livre d'eau.

Menthe. Les feuilles sont stomachiques et carminatives ; on les administre comme les précédentes. (Achat, 1 once.)

Mercure doux. (*Voyez* Calomel.)

Mercuriale. Plante dont on extrait le suc pour composer le miel de ce nom, employé comme laxatif.

Miel. Les caractères physiques et les propriétés du miel sont bien connus.

Mousse de Corse. Cette plante est en petites masses de fibres capillaires, ayant une espèce de corps plus consistant, et toutes réunies par entrelacemens que l'on ne peut faire cesser qu'en déchirant. La couleur en est inégalement brune et fauve, son odeur est marécageuse, sa saveur est salée sans amertume : c'est un excellent vermifuge que l'on prépare en en faisant légèrement bouillir 2 gros, dans environ 6 onces d'eau. On en prépare aussi un sirop pour les enfans. (Achat, une demi-livre.)

Moutarde (farine de). Cette substance, délayée dans 2 fois son poids de vinaigre ou d'eau, donne un topique stimulant connu sous le nom de sinapisme.

N.

Nitrate de potasse. Plus connu sous le nom de *sel de nitre*, est un composé blanc cristallisé, soluble dans l'eau, d'une saveur fraîche et piquante ; c'est un puissant diurétique que l'on emploie en médecine, à la dose de 15 à 18 grains dans une pinte de tisane appropriée, que l'on prend dans la journée : on en fait usage dans les rétentions d'urine, dans les maladies inflammatoires, etc. (Achat, 2 onces en poudre.)

O.

Onguent citrin. Cet onguent qui doit

son nom à la couleur qu'il affecte, est ordinairement en tablettes carrées d'un pouce de côté, et 2 ou 3 lignes d'épaisseur. On s'en sert dans les affections cutanées; la dose est d'environ 1 gros par jour, en friction sur les articulations, et particulièrement dans la paume de la main. (La médecine vétérinaire en fait un usage fréquent.) (Achat, 4 onces.)

Opium (extrait d'), est une substance de consistance pilulaire, noire, soluble dans l'eau, et qui forme un des médicamens héroïques. On l'emploie comme calmant et somnifère en nature, à la dose d'un à 2 grains : on peut le donner comme je viens de le dire, en nature; mais on le dissout quelquefois dans un véhicule approprié. (Achat, 2 gros.)

Oranger (feuilles d'). Ces feuilles, dont les caractères physiques sont bien connus, s'emploient au nombre de 8 à 10 en infusion, dans une pinte d'eau : ces infusions sont toniques, excitantes, et sont d'un usage presque populaire dans les débilités d'estomac, les digestions lentes, les affections nerveuses légères. (Achat, 4 onces.)

Oranger (eau de fleurs d'). Les fleurs de l'oranger sont rarement employées en médecine ; mais on fait un usage fréquent de l'eau distillée sur ces fleurs : cette eau que les pharmaciens de Paris préparent tous les ans vers le mois de juillet, est amère et d'une odeur de fleurs d'orange, plus ou moins forte, selon la qualité. On l'ajoute aux boissons et aux potions, par once. (Achat, 2 livres.)

Orge. Semence ovale, pointue aux deux extrémités, anguleuse et sillonnée d'un côté : l'orge est vendue le plus souvent telle qu'elle sort de l'épi, et quelquefois les médecins y ont recours à cet état, c'est-à-dire entière ; mais c'est toujours à tort, parce que le test jaune paille qui recouvre cette graine, a une âcreté et une amertume qui passe dans les boissons que l'on en fait : aussi le plus souvent on emploie l'orge après l'avoir débarrassé de ce test et lui avoir fait subir diverses préparations pour le convertir en *orge mondé*, *perlé*, *en gruau*, *en farine* : les procédés par lesquels on *monde* l'orge et on le rend *perlé*, m'écarteraient de mon sujet, je rappellerai seulement que l'orge *perlé* se donne en tisane, à la dose d'environ une once par pinte d'eau ; les propriétés de cette tisane sont les mêmes que celles de la tisane de chiendent ; mais on doit y ajouter une légère propriété nutritive qui ne se trouve pas dans celle-ci. (Achat, 1 livre.)

P.

Pavots. Ce sont les capsules des pavots qui sont usitées en médecine ; on les emploie plus rarement à l'intérieur qu'à l'extérieur. Dans le premier cas, elles combattent les irritations nerveuses, la toux spasmodique, etc. En application extérieure, elles sont utiles dans tous les cas où il s'agit de calmer les douleurs : quel que soit d'ailleurs l'usage de ces capsules, le pharmacien prépare toujours ces liquides par décoction, en faisant bouillir 1, 2, 3, etc. têtes de pavots dans une pinte d'eau. (Achat, 50 capsules.)

Pensée sauvage. Les feuilles sont d'un vert jaune pâle, et sont employées en infusion (une poignée dans une pinte d'eau) dans toutes les affections de la peau. (Achat, 4 onces.)

Pierre infernale. Cette préparation chimique ne doit être employée que par un médecin. Il en est de même pour la pierre à cautère. (Achat, 1 gros de chaque.)

Pilules de cynoglosse. Ces pilules sont toujours du poids de quatre grains, se donnent à la dose de 1 ou 2 pilules comme somnifère et dans les maladies de poitrine, dans l'asthme, la toux (Chaque pilule renferme un demi-grain d'opium). (Achat, 100 pilules.)

Pilules mercurielles; (dites de Belloste) sont grisâtres et du poids de 4 grains. C'est un remède très-estimé dans les maladies de la peau; on les prend ou comme fondant à la dose de 2 ou 3 pilules par jour, ou comme purgatif, en doublant la dose précédente. (Achat, 400 à 500 pilules.)

Pommade épispastique jaune, (Achat, une demi-livre). *Pommade épispastique verte*, (Achat, une demi-livre.) Ces deux pommades que l'on prépare, la première, en faisant infuser de l'écorce de garou dans la graisse; la deuxième, en incorporant de la poudre de cantharides aussi dans la graisse, sont, comme leur nom l'indique, vésicantes : la deuxième est plus active que la première.

Pommade mercurielle; appelée aussi onguent napolitain, onguent mercuriel, est une graisse grise foncée que l'on emploie en frictions dans les maladies vénériennes. La dose est de 1 demi-gros à 1 gros. (Achat, une demi-livre.)

Q.

Quinquina gris. Ce quinquina, qui est souvent nommé quinquina officinal, est en petites écorces minces, grises à l'extérieur, roulées sur elles-mêmes, et de la grosseur d'une forte plume à écrire. Voyez pour son emploi l'article suivant. (Achat, 6 onces en morceaux, 2 onces en poudre.)

Quinquina rouge. Ce quinquina est en écorce épaisse, large, d'un rouge vif, un peu aplatie, présentant des fissures dans divers sens. Cette écorce et la précédente peuvent se donner, 1° en substance, c'est-à-dire en poudre. On donne aujourd'hui rarement le quinquina sous cette forme, depuis la découverte du sulfate de quinine. 2° En décoction; on fait bouillir environ une once de quinquina concassé dans une pinte d'eau; cette décoction chaude est trouble, s'éclaircit par le refroidissement, et donne un dépôt insoluble dans l'eau et dans l'alcool: suivant plusieurs médecins, il y a de l'avantage à faire boire au malade la décoction trouble. 3° En vin, que le pharmacien prépare, en faisant infuser dans une pinte de vin rouge, deux onces de quinquina concassé. 4° En extrait; cette forme est peu en usage depuis la découverte du sulfate de quinine. 5° En sirop (Voyez la préparation des sirops). A l'extérieur, l'écorce de quinquina en poudre est appliquée sur les ulcères, et en général, sur toutes les plaies de mauvaise nature. (Achat, 8 onces de quinquina gris, 8 onces de quinquina rouge en morceaux, et 2 onces de chacune des poudres.)

R.

Réglisse. Racine longue d'un pouce d'épaisseur, flexible, fibreuse, brune à l'extérieur, jaune à l'intérieur, d'une saveur douce un peu sucrée. Ses principes constituans étant sucrés et mucilagineux, on l'emploie pour édulcorer les autres tisanes. Le jus de cette racine évaporé jusqu'en consistance d'extrait, est bien connu dans le commerce, sous le nom de suc de réglisse. (Achat, 8 onces.)

Rhubarbe. La meilleure rhubarbe est d'une couleur jaune peu foncée, sèche, solide, compacte, cassante; cette cassure doit être nuancée de veines jaune-rougeâtres; sa poudre doit être d'une belle couleur jaune, d'une odeur forte, nauséeuse et particulière à la rhubarbe, d'une saveur âcre, amère et astringente. C'est un purgatif qui peut être administré sans danger aux enfans, aux femmes enceintes. Cette racine est en outre un peu astringente, ce qui la rend stomachique, tonique et utile dans les diarrhées et les débilités. On l'administre, 1° en poudre, à des doses qui varient de 6 grains à 24 grains; 2° en infusion; cette préparation convient très-bien aux enfans; 3° en sirop. (Achat, 8 onces en morceaux, 2 onces en poudre.)

S.

Safran. Cette substance est en petits filamens d'un rouge amaranthe, élargis à une extrémité, pointus et d'un jaune plus pâle, à l'autre, d'une odeur forte, âcre : c'est un très-bon aromatique, qui réussit très-bien en infusion (à la dose de 5 à 6 grains, dans une tasse d'eau), dans les affections hystériques, le sécrétions utérines : on l'emploie quelquefois à l'état de poudre mêlée au sucre également en poudre. (Achat, un gros.)

Salsepareille. Cette racine se compose de longs fibres, d'une couleur brunâtre à l'extérieur, blanche en dedans, inodores, d'une saveur mucilagineuse, un peu amère non désagréable : s'emploie en tisane, à la dose de 1 once en décoction, dans les maladies de la peau. On en forme un sirop composé. (Achat, 1 demi-livre.)

Sangsues. Les sangsues sont très-utiles dans les maladies qui exigent des saignées locales. Elles irritent moins que la saignée, et peuvent s'appliquer plus près de la partie malade. (Achat, 50.)

Scammonée. Cette substance est en morceaux légers d'une couleur brun-noirâtre, d'une cassure assez brillante, d'une odeur nauséeuse particulière, et d'une saveur âcre-amère ; c'est un purgatif drastique, dont l'emploi demande de grandes précautions. On ne doit donc s'en servir que sur l'ordonnance d'un praticien instruit. (Achat, 1 once.)

Scille. On la trouve dans le commerce, sous la forme d'écailles desséchées, rougeâtres, inodores, d'une saveur très-âcre : on la prescrit comme expectorant et diurétique en pilules, en décoction, en teinture, à la dose de 8 ou 10 grains, dans les hydropisies, les timpanites, etc. (Achat, 2 onces.)

Sel de Glauber, est un composé salin, d'acide sulfurique et de soude ; ce sel est en cristaux prismatiques allongés, solubles dans l'eau, d'une saveur fraîche, amère, un peu salée; on le donne en médecine comme purgatif, à la dose d'une once dans un véhicule approprié. (Achat, une demi-livre).

Semen-contrà. Ces semences sont petites, oblongues, d'une couleur jaune, grisâtre : comme on recueille la sommité de la plante aussitôt que les semences sont mûres, ces dernières sont mélangées aux écailles du calice et à des débris de tigelles ; la saveur est amère, un peu âcre, l'odeur est forte et désagréable. C'est un très-bon anthelminthique, surtout pour les vers lombrics chez les enfans : on le donne en substance, à la dose de 10 à 36 grains. (Achat, 2 onces.)

Séné. Les feuilles sont oblongues, d'un quart de pouce, pointues aux deux extrémités, d'une couleur vert-jaunâtre, d'une odeur peu marquée, d'une saveur amère et nauséeuse : on les donne comme purgatif, à la dose de 2 à 6 gros en infusion, dans environ 6 onces d'eau. (Achat, 2 onces.)

Sirop antiscorbutique. Ce sirop que j'indique ici parce que sa préparation est trop difficile, est employé, comme son nom l'indique, dans les affections scorbutiques et les maladies de la peau : on le donne aux enfans, à la dose d'une demi-once tous les matins. (Achat, 2 livres.)

Soufre (en fleurs). Cette substance est en poudre jaune insoluble dans l'eau, inodore et presque insipide; le médecin l'emploie rarement à l'intérieur, mais, mêlée à la graisse dans les proportions de 2 gros sur une once de cette dernière, elle donne une pommade dont on fait usage en frictions, et qui réussit très-bien dans les maladies cutanées. (Achat, 4 onces.)

Sparadrap. (Voyez emplâtre dyachylon.)

Sucre. Les caractères de cette substance sont connus, le pharmacien en fait un usage fréquent pour la préparation des sirops, des tablettes, des tisanes, etc.

Sulfate de magnésie. Ce sel est cristallisé en aiguilles tetrahédriques, solubles dans l'eau, d'une saveur amère. Il est plus connu sous le nom de sel d'epsom; c'est un purgatif doux, qui agit presque sans irriter, à la dose de 6 à 8 gros, dissous dans une quantité convenable d'eau ou de bouillon aux herbes. (Achat, une demi-livre.)

Sulfate de potasse. Ce sel cristallisé en octaèdre, s'emploie presque toujours à l'état pulvérulent; c'est un léger purgatif qui réussit très-bien comme antilaiteux, on en ajoute 2 gros à une tisane faite généralement par la décoction d'une once de canne de Provence, dans deux livres d'eau. (Achat, 2 onces.)

Sulfate de quinine. Sel blanc très-léger, cristallisé en houppes soyeuses ou presque pulvérulent, et qui paraît renfermer tous les principes médicamenteux du quinquina, il est soluble dans l'alcool à 36°, peu soluble dans l'eau, mais cette solubilité est complète lorsque l'on ajoute à ce dernier liquide, une goutte ou deux d'acide sulfurique. Le sulfate de quinine s'emploie à la dose de 2, 3, 4, 5....15 grains dans toutes les affections fébriles : on le donne 1° en nature; 2° en pilules; 3° en potion, etc. (Achat, 2 gros.)

Sulfate de soude. (Voyez sel de Glauber.)

Sulfate de zinc. Sel cristallisé en petits prismes, d'une saveur styptique métallique, on ne l'emploie jamais qu'à l'extérieur, 1° comme astringent, à la dose de 15 à 20 grains, dans 5 à 6 onces d'eau; 2° comme résolutif dans quelques cas d'ophthalmie. (Achat, 1 demi-once.)

Sulfure de potasse. Composé solide d'une couleur de foie à l'état récent, d'une teinte vert-pâle lorsqu'il est plus ancien, d'une odeur d'œufs pourris caractéristique, on ne l'emploie qu'à l'extérieur, 1° en lotions dans les maladies cutanées, à la dose de 1 once, que l'on fait fondre dans une livre d'eau; 2° en bain, pour imiter les bains de Barrèges, en en faisant fondre 4 onces, dans la quantité d'eau nécessaire pour un bain. (Achat, 1 livre.)

T.

Tablettes d'ipécacuanha. La forme et les propriétés de ces tablettes sont bien connues; elles sont expectorantes, lorsqu'on en prend 7 à 8 par jour; à plus haute dose, elles agiraient comme vomitif. (Achat, 8 onces.)

Tablettes de soufre. Ces tablettes sont fondantes, dépuratives, et réussissent assez bien dans les maladies cutanées; on en prend 10 à 12 dans la journée. (Achat, 8 onces.)

Terre foliée de tartre. (Voyez acétate de potasse.)

Thériaque. Substance brune de consistance demi-solide, et que je ne peux mieux comparer qu'au raisiné de Bourgogne; c'est un cordial, un stomachique, un céphalique, un sudorifique, et surtout un calmant, très-estimé: on la vante dans toutes les maladies contagieuses, les fièvres malignes; elle arrête les flux de ventre, suspend les toux violentes, tue les vers, pousse à la peau, fortifie, échauffe : la dose est depuis un scrupule, jusqu'à un gros; cette dernière quantité contient à peu près un grain d'opium; à l'extérieur, elle s'applique en emplâtre confortatif. (Achat, 4 onces.)

Tussilage. Les fleurs de cette plante sont à l'intérieur d'un beau jaune, assez tranchant sur le fond, brun et blanchâtre, que forment le calice et la portion de pédoncule ordinairement conservée : l'odeur est presque nulle, et la saveur est un peu acerbe et amère. Elles sont employées en infusion, à la dose de 2 à 3 pincées par pinte d'eau, comme expectorant et béchique dans les affections de poitrine. (Achat, 4 onces.)

V.

Valériane. La racine est un composé de fibres rougeâtres, partant d'un centre commun, d'une odeur forte et caractéristique, d'une saveur chaude et désagréable, amère et un peu âcre; on emploie cette racine : 1° en poudre, à la dose d'un scrupule à un gros; 2° en infusion, à la dose à 2 gros;

3° en extrait dans les affections nerveuses, qui sont dues à une débilité du système nerveux. (Achat, 4 onces.)

Vinaigre. Ce liquide dont il est inutile d'indiquer les caractères, est un stimulant, astringent et raffraîchissant que l'on emploie, en nature ou en sirop, dans toutes les affections putrides; appliqué à l'extérieur, il est en usage dans les syncopes.

Violette. Ses fleurs, à l'état sec, ont une couleur bleue, plus ou moins pâle qui fait ressortir la couleur verte du calice; on en fait des infusions (à la dose d'une pincée dans une pinte d'eau), un sirop qui est employé comme pectoral émollient, ce qui les rend très-utiles dans toutes les irritations de poitrine, et principalement dans la première période des catarrhes pulmonaires, des angines, et de beaucoup d'autres inflammations. (Achat, 1 once.)

Le catalogue qui précède, et dans lequel je n'ai relaté que les principales substances usitées en médecine, met à contribution les trois règnes de la nature; 1° les matières minérales devront être achetées chez un bon fabricant de produits chimiques ; 2° les matières végétales et animales, se trouveront chez un bon droguiste ; on doit cependant remarquer qu'il est souvent possible de récolter soi-même les plantes les plus communes, qui ne sont pas toutes consignées dans ce catalogue et dont l'usage est très-répandu en médecine. Telles sont par exemple les mélisses, les menthes, les violettes, les pensées sauvages, etc. Cette récolte, lorsqu'on peut la faire soi-même, présente deux avantages : 1° on obtient les plantes à bien meilleur marché ; 2° on est ensuite bien plus sûr de leur action médicale, parce que l'on apportera dans la dessication, plus de soin que ne peut en apporter un herboriste qui, procédant à cette opération sur de grandes quantités, est par cela même, dans l'impossibilité de bien séparer toutes les parties détériorées que peut offrir la plante ; quelques règles sur les principes à suivre dans la récolte des plantes médicales, ne peuvent donc être hors de propos dans l'ouvrage qui nous occupe.

On distingue dans les plantes, la racine, la feuille, la fleur, l'écorce et la semence. Les racines démandent à être récoltées en pleine vigueur : quelques-uns recommandent de les cueillir au printems et s'appuyent de l'autorité de Malpighi qui a remarqué que les racines, pendant l'hiver, ne sont que dans un état apparent d'engourdissement et qu'elles végètent réellement dans l'intérieur de la terre; mais d'autres pharmacologistes recommandent spécialement de les récolter en automne ou au commencement de l'hiver; cette époque nous paraît préférable; la racine s'est alors déchargée de tous ses sucs aqueux et n'est plus riche que de ses véritables principes, tandis qu'au printems elle abonde en sucs aqueux qu'elle a puisés dans la terre pendant tout l'hiver : cependant il est des racines qui doivent se récolter au printems parce que, plus tard, elles deviendraient ligneuses, tels sont les carottes, les navets, etc., etc.

Les feuilles se récoltent au moment ou la plante est en pleine végétation, un peu avant la floraison : c'est ainsi qu'on recueille les feuilles de mélisse, de menthe, etc., etc. Quelques-unes se récoltent lorsque la fleur est à demi épanouie, par exemple la petite centaurée, et l'on remarque que cette plante, récoltée à cette époque, est bien plus amère que lorsqu'elle est récoltée après la floraison.

Les fleurs se récoltent tantôt lorsqu'elles

sont épanouies, et c'est le cas le plus ordinaire; tantôt lorsqu'elles sont en bouton, ce dernier cas a lieu pour la rose. Il n'est pas indifférent de cueillir les fleurs à toutes les heures de la journée : ce moment influe singulièrement sur leur conservation, le plus propice paraît être entre neuf heures du matin et cinq heures du soir, lorsque la rosée est entièrement dissipée et que les fleurs ne sont plus empreintes d'humidité.

Les écorces seront recoltées lorsqu'elles se séparent le plus facilement du bois; enfin les semences se recueillent lorsqu'elles sont mûres et avant leur chute; on doit ensuite les conserver avec leur couverture naturelle.

La dessication privant d'humidité les corps durcissant leur tissu, est l'un des meilleurs moyens de conservation; elle varie selon la nature des substances.

Pour les racines, qui se conservent mieux que les feuilles ou les fleurs ou les fruits', parce qu'elles sont plus ligneuses, on doit d'abord les brosser dans l'eau pour enlever la terre et même un peu de substance muqueuse qui moisirait facilement à leur surface; on coupe ensuite les plus grosses, puis on étend le tout sur des claies d'osier et on les fait sécher dans un four à dem[i] refroidi.

Les tiges, les feuilles et les sommités des herbes recueillies par un tems sec, mondées des feuilles jaunies et pourries, séparées de la terre et de la poussière en les secouant, se placeront sur des claies d'osier couvertes de papier *brouillard*, et s'exposeront à la chaleur solaire dans un lieu sec et élevé : plus la dessication sera prompte, plus elle sera parfaite.

On doit dessécher les fleurs avec beaucoup de rapidité : on les monde ordinairement de leur calice ; mais lorsque ces fleurs sont trop petites, on laisse le calice, et même les sommités entières comme dans la plupart des labiées.

L'on emploie aussi la dessication au four ou à l'étuve pour les cantharides ; elles doivent être disposées sur des tamis de crin ou des cadres de toile, et non pas mises en tas ; mais si les larves d'insectes y éclosent, il faut leur faire subir une chaleur de 40° qui tue ces derniers : en général on doit renouveler souvent les matières animales à cause de leur tendance continuelle à la putréfaction : les substances odorantes se conservent mieux comme le castoréum, le musc, etc.

SECTION II.

PRÉPARATION DES MÉDICAMENS COMPOSÉS.

La section qui précède ne nous a donné que l'histoire naturelle et les propriétés des substances que celui qui veut préparer les médicamens doit mettre en œuvre : la section qui nous occupe et dans laquelle se trouve, pour ainsi dire, renfermée toute la science pharmaceutique, est singulièrement compliquée lorsque l'on veut procéder à la préparation de tous les médicamens qu'un médecin peut donner aux malades : le nombre des ustensiles est considérable ; les détails de préparation sont multipliés : une pharmacie domestique ayant seulement pour but d'exposer les principes essentiels, la question se simplifie d'une manière remarquable, mais elle reste toujours divisée en deux parties, 1° quels sont les ustensiles? 2° quelles sont les principales préparations?

Des Ustensiles.

Les principaux ustensiles dont on a besoin dans une petite pharmacie domestique sont :

2 petits fourneaux;
2 mortiers en marbre avec leurs pilons en buis ; le premier contiendra une livre d'eau , le deuxième une demi-livre du même liquide.
1 mortier en fer avec son pilon , contenant une livre d'eau;
2 paires de balances , une pour les pesées ordinaires, l'autre pour les pesées délicates;
1 petit tamis en soie de six pouces de diamètre ;
2 entonnoirs en verre , l'un d'une pinte , l'autre d'une demi-pinte;
2 vases pour infusion , l'un contenant deux pintes de liquide , l'autre d'une capacité moindre.
2 poêlons pour faire des décoctions ou pour chauffer de l'eau;
2 étamines; on nomme ainsi un morceau de flanelle à travers lequel on passe', 1° les sirops pour les clarifier 2° les infusions , les décoctions , pour les séparer des parties ligneuses et herbacées.
4 spatules, 1 en fer, 2 en bois , 1 en ivoire;
1 bassine d'une capacité de 6 pintes.

On peut ajouter à ces divers instrumens des matières presque aussi nécessaires, tels que papier à filtrer , colle , ficelles , etc.

Préparation des Médicamens.

Il n'est probablement pas un des mes lecteurs qui n'ait remarqué qu'un pharmacien préparait deux sortes de médicamens : les uns sont préparés à certaines époques de l'année ou dans tous les instans, mais restent dans la pharmacie ; les autres ne se préparent qu'à l'instant où le malade les demande : ainsi le sirop d'ipécacuanha est un médicament que l'on trouvera tout fabriqué dans une pharmacie : on fait attendre le malade seulement le tems nécessaire pour péser la dose prescrite ; mais un *loock*, par exemple, ne se fabrique qu'au moment où on le demande : les médicamens composés sont donc 1° *officinaux*, c'est-à-dire se trouvent tout préparés dans l'officine du pharmacien ; 2° *magistraux*, c'est-à-dire ne se préparent que sur l'ordonnance du maître (médecin).

CHAPITRE PREMIER.

DES MÉDICAMENS OFFICINAUX.

—

Les médicamens officinaux sont, avons nous dit, ceux que l'on trouve tout préparés dans une pharmacie et qui, par conséquent, peuvent se garder au moins une année. On distingue particulièrement :

Les Sirops,
— Miels,
— Oximels,
— Teintures,
— Vins,
— Vinaigres,
— Cérats,
— Pommades,
— Emplâtres.

On m'objectera probablement que l'on connaît encore les *eaux distillées* sur les plantes médicinales, les *huiles médicinales*, les *poudres composées*, les *pâtes pectorales*,

les *tablettes*, les *extraits*; mais, 1° les eaux distillées nécessitent l'emploi d'un alambic et conséquemment comprennent les procédés employés dans la distillation, procédés dont l'usage n'est pas facile pour celui qui n'est pas versé dans la pratique de la pharmacie; d'un autre côté les meilleurs praticiens admettent que les eaux distillées sur les plantes peuvent très-bien être remplacées par les infusions théiformes des menues plantes : j'ai donc cru pouvoir négliger la préparation de ces produits, dont on trouvera facilement le remplaçant au mot *infusion* de la partie qui comprend les médicamens magistraux; 2° les huiles médicinales, les poudres, etc., etc., ne sont pas d'une nécessité indispensable, et, dans une pharmacie domestique, cette seule considération a du suffire pour provoquer leur exclusion.

Des Sirops.

Tous mes lecteurs connaissent la saveur agréable du sucre, la propriété qu'il possède de s'opposer à la décomposition rapide des substances organiques; ils concevront donc facilement qu'immédiatement après la découverte de ce produit, on a dû l'employer dans les pharmacies pour masquer la saveur désagréable de certains médicamens, pour conserver ceux de ces médicamens qui pouvaient se détériorer rapidement ; de là sont nées ces diverses préparations sirupeuses, ces tablettes, ces pâtes qui abondent dans le domaine médical ; car il est peu de substances organiques (surtout du règne végétal) employées en médecine, dont on n'ait composé un sirop. On a même été plus loin, puisque l'on a réuni plusieurs substances auxquelles on a donné la forme qui nous occupe. Il y a donc 1° des *sirops simples ;* ce sont ceux qui, indépendamment du sucre, ne renferment que les principes médicamenteux d'une seule matière ; 2° des *sirops composés*, qui renferment la partie médicinale de plusieurs matières : examinons d'abord quels sont les caractères physiques que doit présenter un sirop bien préparé.

Un sirop est un liquide visqueux, limpide, plus ou moins coloré, plus lourd que l'eau (c'est-à-dire qu'une fiole tenant exactement une once d'eau, doit contenir une once deux gros et demi de sirop) (*), susceptible de

(*) Ce poids doit être le même pour tous les sirops ; c'est seulement à cet état de *densité*

se mêler en toute proportion avec ce dernier liquide. Le nombre des sirops est très-considérable : on peut cependant, dans une pharmacie domestique, ne considérer que ceux qui sont essentiels ; ce sont :

SIROPS SIMPLES.
- de capillaire.
- de coings.
- de fleurs d'oranger.
- de gomme.
- de groseilles.
- de guimauve.
- d'ipécacuanha.
- de mûres.
- d'opium.
- de quinquina.

SIROPS COMPOSÉS.
- d'amandes ou d'orgeat.
- d'armoise.
- de chicorée.
- de vinaigre.

Le mode de préparation de ces sirops varie, mais il présente toujours les quatre opérations suivantes : 1° préparation de la dissolution aqueuse des principes médica-

---

qu'ils peuvent se conserver un laps de tems assez considérable.

menteux renfermés dans une ou plusieurs des substances énumérées dans le catalogue de la première section; 2° addition du sucre nécessaire pour transformer la dissolution aqueuse en sirop; 3° clarification du liquide sirupeux (*); 4° passage du liquide dans le molleton de laine, connu sous le nom d'*étamine* ou de *blanchet*.

DES SIROPS SIMPLES.

De la Préparation du liquide aqueux pour les Sirops simples.

Cette préparation se fait 1° par *infusion* (**) pour les sommités fleuries, les fleurs, les feuilles, pour les bois, écorces, racines très-aromatiques; 2° par expression pour les fruits succulens; 3° par décoction (***) pour les bois, les racines et les

( ) Cette opération est presque toujours nécessaire, sans elle le sirop ne serait qu'un liquide visqueux *louche*, dégoûtant pour le malade, et les médicamens sont déjà assez désagréables par eux-mêmes, sans y ajouter un aspect rebutant qui leur est étranger.

(**) Voyez page 19, 1° ce que l'on entend par ce mot; 2° les précautions à prendre pour faire une infusion.

(***) Voyez page 15, pour les indications analogues à celles de la note précédente.

écorces non aromatiques; 4° par simple dissolution pour les sirops de gomme et d'opium.

Sirop par Infusion. On prépare de cette manière les sirops de capillaire et de fleurs d'oranger. Supposons que l'on opère pour le sirop de capillaire : on mettra dans le grand vase à infusion, 6 gros de capillaire mondé et coupé menu; de l'autre côté on mettra, sur le feu, et dans la bassine, 1 livre 2 onces d'eau; lorsque ce liquide sera en pleine ébullition, on le versera bouillant dans le vase contenant le capillaire; on couvrira, on laissera refroidir et on passera, sans expression, dans un linge d'un tissu serré. L'opération pour le sirop de fleurs d'oranger serait exactement la même.

Sirops par Expression, ou *Sirops des fruits succulens*. Les fruits succulens sont de deux espèces; les uns renferment un principe susceptible de se prendre en gelée tremblante; la groseille, la pomme, le coing, etc.; les autres sont privés de cette partie gélatineuse; cerises, abricots, mûres, etc.; cette différence est tellement connue qu''il n'est pas, je crois, une ménagère qui ignore l'impossibilité où l'on est de faire des gelées de cerises, d'abricots, etc.; conséquemment si celui qui veut préparer un sirop, de coings par exemple, se contentait de râper les coings, d'en exprimer le jus et de faire fondre le sucre dans ce liquide, il n'obtiendrait qu'une gelée : il est donc nécessaire d'opérer, pour les groseilles, les coings, la séparation de cette partie gélatineuse ; on y parvient par la fermentation; nous donnercns, par exemple, la préparation du sirop de groseilles.

On prendra une certaine quantité de groseilles rouges que l'on séparera de leurs *rafles*, et que l'on écrasera; puis en les plaçant dans un linge très-fort, on séparera, par la pression, tout le liquide qui sera abandonné à lui-même, dans une cave, pendant deux ou trois jours, c'est-à-dire, jusqu'à ce que toute la partie gélatineuse se soit bien séparée de la partie liquide, ce que l'on reconnaît facilement (*). On jette alors sur un filtre, que

(*) L'expérience démontre que la séparation s'opère d'une manière plus exacte et plus rapide, en ajoutant aux groseilles une certaine

l'on a placé dans un entonnoir, et il s'écoule, par le col de l'entonnoir, un liquide très-limpide, d'un rouge de vin, de consistance aqueuse; c'est ce liquide auquel on ajoute ensuite du sucre. Le sirop de coings se prépare de la même manière; il est seulement nécessaire de râper les coings avant de procéder à l'expression du jus.

Le sirop de mûres ne présente pas la difficulté dont nous venons de parler; on écrase les mûres et on en exprime le jus.

Sirops par Décoction. On prépare ainsi les sirops de guimauve, d'ipécacuanha, de quinquina, etc.; donnons, par exemple, le sirop d'ipécacuanha : on met dans la bassine 6 gros d'ipécacuanha concassé sur lesquels on verse une livre 4 onces d'eau; on fait bouillir et on continue cette ébullition pendant une demi-heure; on passe, et le liquide obtenu sert ensuite à la préparation du sirop. Les sirops de guimauve, de quinquina s'obtiennent par le même procédé.

Sirops par Dissolution. On prend une

---

quantité de cerises, environ le sixième des groseilles.

livre d'eau, dans laquelle on fait dissoudre 1 gros 24 grains d'opium, pour le sirop d'opium, et 3 onces de gomme arabique pour le sirop de ce nom. Ce sont ces dissolutions qui reçoivent ensuite le sucre et qui sont clarifiées, comme nous le dirons ci-après.

De l'Addition du Sucre.

Cette addition se fait toujours de la même manière, quelle qu'ait été le mode de préparation du liquide : on ajoute toujours 2 livres de sucre cassé en gros morceaux pour une livre 2 onces de la liqueur ; on a seulement soin de faire fondre, à un feu très-doux, pour les sirops dont la liqueur aqueuse a été faite par infusion.

De la Clarification.

Lorsque le sucre ajouté est fondu, on met dans un vase un blanc d'œuf auquel on ajoute environ un demi-verre d'eau : on bat ce mélange avec un petit balai d'osier, et on le jette dans le sirop en pleine ébullition : le blanc se coagule, remonte à la surface, et élève avec lui toutes les impuretés qui forment une écume que l'on enlève, le plus exactement possible, avec une écumoire : cette clarification est inutile pour les sirops de groseilles, de coings, de mûres, parce que l'acide de ces fruits opère la clarification; si on a pesé avec soin les doses de liquide et de sucre que j'ai indiquées ; si on a opéré assez rapidement, le sirop est, immédiatement après la séparation de l'écume, de la consistance voulue, et peut être à l'instant passé à travers le blanchet.

Passage du Sirop à travers le Blanchet.

On dispose le blanchet sur un carrelet (*), on place un vase au-dessous et on verse le liquide bouillant sur ce blanchet. Si on a soin de reverser sur le blanchet les premières parties de sirop qui ont passé et qui ne sont pas encore limpides, on obtient dans le vase au-dessous un sirop parfaitement transparent.

DES SIROPS COMPOSÉS.

Le nombre de ces sirops n'étant pas considérable, et l'usage de ceux que j'ai indiqués étant peu répandu en médecine,

---

(*) On appelle de ce nom un carré vide, en bois, avec un clou à chaque sommet d'angle pour fixer le blanchet.

j'exposerai en peu de mots les principes qui doivent guider dans la préparation de chacun.

Sirop d'Orgeat. On pèse les amandes douces et amères (*voyez* ci-après le tableau des sirops composés, page 88); on les passe dans l'eau bouillante pour retirer avec facilité leur pellicule rougeâtre; on les met ensuite dans le mortier, en ajoutant 4 onces de sucre; on pile, à l'aide d'un peu d'eau, de manière à former une pâte qui n'offre aucun grumeau; on ajoute le reste de l'eau; on forme une émulsion que l'on passe avec expression dans un linge très-fort : cette émulsion reçoit le reste du sucre; on place sur le feu, et, lorsque le sucre est fondu, on verse l'eau de fleur d'oranger indiquée; on laisse refroidir, et on met en bouteilles.

Sirop de Chicorée. On met l'eau dans la bassine, on ajoute la racine de chicorée, on fait bouillir pendant un bon quart d'heure; vers la fin on ajoute la rhubarbe incisée menu; on passe, et ce liquide mêlé au sucre et clarifié constitue le sirop.

Les détails précédens suffisent pour indiquer le mode à suivre dans la préparation des autres sirops.

TABLEAU des proportions à suivre dans la préparation des sirops simples employés dans la pharmacie domestique.

SIROPS SIMPLES.	LIQUIDE AQUEUX.		JUS	SUCRE	SIROP OBTENU.	OBSERVATIONS.
	EAU.	SUBSTANCES médicamenteuses.	de fruits.	à ajouter.		
de Capillaire...	1 liv.	6 gros de capillaire........	»	2 liv.	3 liv.	par infusion.
de Coings......	»	»	1 livre de jus de coings..	id.	id.	par expression et fermentation.
de Fleurs d'oranger......	id.	6 gros de fleurs d'oranger....	»	id.	id.	par infusion.
de Gomme.....	id.	3 onces de gomme.........	»	id.	id.	par solution.

Suite du *TABLEAU des proportions à suivre, etc.*

SIROPS SIMPLES.	LIQUIDE AQUEUX. EAU.	LIQUIDE AQUEUX. SUBSTANCES médicamenteuses.	JUS de fruits.	SUCRE à ajouter.	SIROP OBTENU.	OBSERVATIONS.
de Groseilles...	»	»	1 livre de jus de groseilles.	2 liv.	3 liv.	par expression et fermentation.
de Guimauve..	1 liv.	2 gros de racine de guimauve.	»	*id.*	*id.*	par décoction.
d'Ipécacuanha.	*id.*	6 gros d'ipécacuanha.....	»	*id.*	*id.*	par décoction.
de Mûres......	»	»	1 livre de jus de mûres.	*id.*	*id.*	par expression.
d'Opium	*id.*	1 gros 24 grains d'opium pur..	»	*id.*	*id.*	par solution.
de Quinquina..	*id.*	2 onces de quin-				

Les proportions de matière médicamenteuse contenue dans ces divers sirops, ne sont importantes à connaître que pour les sirops d'ipécacuanha et d'opium ; or, l'expérience démontre, 1° qu'une once de sirop d'ipécacuanha renferme la partie vomitive de 16 grains d'ipécacuanha. (Voyez au catalogue de la première section, page 48, les doses d'ipécacuanha que l'on peut administrer); 2° que le sirop d'opium renferme 2 grains d'opium par once.

TABLEAU des substances médicamenteuses et des proportions de ces substances dans la préparation des sirops composés employés dans la pharmacie domestique.

SIROPS COMPOSÉS.	LIQUIDE AQUEUX.		SUCRE à ajouter	OBSERVATIONS.
	EAU.	SUBSTANCES MÉDICAMENTEUSES.		
d'Amandes douces ou d'Orgeat. . . .	4 livres.	1 l. amandes douces. $^1/_2$ l. — amères.	6 liv. 12 onc.	On ajoute à ce sirop une cuillerée d'eau de fleurs d'oranger pour le rendre plus agréable.
de Chicorée.	5 onces.	1 onc racines de chicorée.	12 onc.	»
		1 onc. de rhubarbe.		»
de Vinaigre.	vinaigre	1 l. de Framboises.	2 liv.	»

Le sirop de chicorée composé, est légèrement purgatif, et se donne aux enfans nouveau nés à la dose de 2 gros que l'on mêle ordinairement avec son poids d'huile d'amandes douces. Ce sirop renferme, *par once*, la partie médicamenteuse d'un demi gros de rhubarbe.

Des Miels et des Oximels médicinaux.

Les *miels* et *oximels* médicinaux sont des préparations qui ont tous les caractères physiques des sirops, et qui diffèrent de ces derniers en ce que, 1° pour les miels, le sucre est remplacé par le miel ; 2° pour les oximels, c'est le vinaigre, soit simple, soit mis en digestion sur une substance médicinale qui constitue le liquide dont l'union avec le miel forme ensuite le composé sirupeux : la clarification par le blanc d'œuf, le passage à travers le blanchet, s'exécutent rigoureusement de la même manière.

On ne connaît que trois miels et deux oximels médicinaux qui soient d'un usage fréquent dans une pharmacie ; et même on peut remarquer que le miel épuré (miel simple) peut très-bien être remplacé par le miel ordinaire : le tableau suivant donnera les proportions à suivre dans la préparation des médicamens.

NOMS DES MIELS ET OXIMELS médicinaux.	LIQUIDE.		OBSERVATIONS.
	EAU.	SUBSTANCES MÉDICAMENTEUSES.	
Miel simple.......	1 livre.	miel, 2 livres......	par simple dissolution et clarification à chaud.
Miel rosat.........	*id.*	4 onces de roses et 2 livres de miel..	par infusion.
Miel de mercuriale.	1 liv. de suc de mercuriale fraîche et 2 livres de miel.....		par simple dissolution et clarification à chaud.
	vinaigre.	SUBSTANCES MÉDICAMENTEUSES.	
Oximel.	1 livre.	miel 2 livres.....	par simple dissolution.
Oximel scillitique..	*id.*	2 onc. de squames de scille et 2 liv. de m.	par simple dissolution.

1°. Le miel simple s'ajoute, à la dose de 2 onces, aux tisanes que l'on veut édulcorer et en même tems rendre un peu rafraîchissantes. 2° Le miel rosat sert dans les gargarismes, pour les ulcérations et les enflammations de la bouche, en l'ajoutant à la dose de 1 à 2 onces à environ 5 à 6 onces d'un liquide approprié. 3° Le miel de mercuriale se prescrit comme laxatif en lavement, à la dose de 2 à 4 onces dans une pinte d'un liquide approprié. 4° L'oximel simple est un excellent rafraîchissant. 5° L'oximel scillitique est apéritif, expectorant, très-utile dans les asthmes, les toux et autres affections où les flegmes épais abondent ; on le donne à la dose de 2 ou 3 gros dans quelqu'eau aromatique, par exemple, une légère infusion de canelle : cet oximel, à haute dose, est émétique.

Des Teintures.

On entend par *teinture*, un médicament qui résulte de l'action de l'alcool, sur une ou plusieurs substances médicamenteuses : or, nous avons vu dans le catalogue des substances premières, 1° qu'il existait deux degrés principaux de force pour l'alcool ;

2° que cet alcool avait des propriétés toniques et cordiales ; conséquemment il pourra y avoir un grand nombre de teintures ; mais elles auront toujours les propriétés médicales de l'alcool, auquel on devra ajouter les propriétés particulières qu'ont pu communiquer à ce liquide les substances médicinales que l'on aura mises en digestion.

Comme l'on emploie d'ordinaire un alcool plus ou moins aqueux pour y faire infuser les végétaux, ce liquide agit de deux manières, la partie alcoolique dissout les arômes huileux volatils, les substances résineuses ; la portion d'eau se charge aussi de principes mucilagineux extractifs salins, etc., d'autant plus abondamment, que le liquide alcoolique sera plus aqueux : selon la nature du végétal ou de la matière animale qu'on veut traiter par ce menstrue, on doit prendre un alcool plus ou moins rectifié.

Les teintures alcooliques doivent toujours s'opérer en vaisseaux clos, pour qu'elles retiennent toutes les parties volatiles des matières livrées à leur action : la durée de la macération à froid ou à chaud, est relative à la rectification de l'alcool et à la substance qu'on lui soumet.

Il y a deux sortes de teintures, les simples et les composées (*) : pour obtenir ces teintures, on prend les substances divisées et sèches, en assez grande quantité pour que l'alcool puisse en être saturé. Si l'on emploie plusieurs substances, les plus dures ou les plus difficiles à dissoudre seront présentées les premières à toute l'énergie de l'alcool ; ensuite viennent les substances plus faciles à dissoudre : on doit ensuite filtrer les teintures pour les séparer exactement des parties que n'a pu dissoudre l'alcool, et on les conserve ensuite dans des flacons fermés à l'émeri.

(*) Les teintures composées étant très-peu employées dans les pharmacies, j'ai cru pouvoir les négliger dans l'ouvrage qui nous occupe.

Tableau indiquant, 1° les proportions à suivre ; 2° le degré de l'alcool pour les teintures simples.

NOMS des TEINTURES.	SUBSTANCES médicamenteuses.		ALCOOL à verser sur les substances.		NOMBRE de jours de macération.	QUANTITÉ de principes médicamenteux contenue dans un poids déterminé de la teinture.
	Noms.	Quantités.	Alcool.	Degrés.		
Teinture d'absinthe......	sommités d'absinthe	1 once.	12 onc.	22°	4 jours.	1 gros de cette teinture renferme 2 grains de principes médicamentx.
—d'assa fœtida.	assafœtida	*id.*	4 onces.	33°	3	1 gros renferme 12 grains.

— de camphre (eau-de-vie camphrée)...	camphre.	2 gros.	1 livre.	22°	2	1 once renferme 4 grains 1/4.
— de castoréum.	castoréum	1 gros.	4 gros.	33°	6	1 gros renferme 12 grains.
— de gentiane.	gentiane..	1 once.	6 onces.	22°	6	1 gros renferme 4 grains.
— de gayac, (eau-de-vie de gayac.......	gayac....	*id.*	1 livre.	22°	15	»
— de quinquina.	quinquina gris.....	*id.*	8 onces.	22°	8	1 gros renferme 3 grains.
— de rhubarbe.	rhubarbe.	*id.*	8 *id.*	22°	8	1 gros renferme 6 grains.
— de scille....	squames de scille.	*id.*	4 *id.*	22°	6	1 gros renferme 4 grains.

Nous avons dit précédemment que les teintures possédaient les propriétés médicinales des substances qui ont servi à leur préparation : conséquemment, si nous tenons compte de ce que j'ai relaté dans la dernière colonne du tableau précédent, on aura tous les élémens nécessaires pour décider 1° dans quel cas on doit administrer ces teintures, 2° à quelle dose on doit les prescrire.

L'assa-fœtida se prescrit à la dose de 10 grains à 1 gros, en lavement dans l'aménorrhée, l'hystérie, lorsque l'on a des vers. (page 34). On donnera donc la *teinture d'assa-fœtida* dans les mêmes affections, à la dose de 1 gros à 6 gros : *l'eau-de-vie camphrée* ne s'emploie qu'à l'extérieur dans les entorses ; conséquemment la dose est peu importante : on doit seulement remarquer qu'il est nécessaire d'étendre ce médicament de son poids d'eau : la *teinture de castoréum* se prescrit à la dose de 12 à 18 grains dans une potion appropriée. (Voyez page 38 les propriétés du castoréum). La *teinture de gayac* sert pour les gencives : on se lave la bouche avec un verre d'eau dans lequel on ajoute 30 à 40 gouttes de cette teinture. La *teinture de rhubarbe* s'administre à 1 gros, à 4 gros.

(Voyez page 58 les propriétés de la rhubarbe). Je ne connais qu'un seul cas où l'on prescrit la teinture de scille, et encore à l'extérieur; on en frotte le bas-ventre dans les rétentions d'urine, etc.

Les teintures d'absinthe, de gentiane, de quinquina, ne sont pas employées en cet état, elles servent seulement à préparer les vins de ces noms en ajoutant 2 onces de chacune de ces teintures dans une bouteille de vin ordinaire.

De la Teinture éthérée de Digitale.

Le chapitre précédent indique la manière de préparer les teintures dont l'alcool, à divers degrés de force, est le véhicule : quelquefois on prépare des teintures avec l'éther, elles sont éminemment antispasmodiques, car l'éther, par la propriété antispasmodique qu'il possède, donne une teinture plus active que l'alcool : la préparation se fait exactement de la même manière, et si nous avons dit que les teintures alcooliques devaient se préparer en vaisseaux clos pour qu'elles conservassent toutes les parties volatiles des matières livrées à leur action, cette précaution est ici doublement nécessaire à cause de la grande volatilité de l'éther.

Le nombre des teintures éthérées est peu considérable : je n'ai relaté ici que la teinture éthérée de digitale, parce que c'est encore le moyen le plus énergique que possède la médecine pour combattre les palpitations, l'irritabilité générale, les rétentions d'urine, etc.

Feuilles sèches de digitale, (pulvérisées)..........	2 gros.
Ether sulfurique.........	1 once.

Faites macérer pendant deux jours, dans un flacon bien bouché, décantez la liqueur et la conservez : la dose est de 10 à 20 gouttes ou plus, dans un liquide approprié. C'est un bon diurétique ; la digitale fait un 68e de la teinture.

Des Vins médicinaux.

Tous les vins auxquels on combine des médicamens sont des vins médicinaux : on y combine, tantôt une seule, tantôt plusieurs substances : on comprend qu'il faut employer en général de très-bon vin, et riche en alcool.

Le procédé de l'infusion ou de la macération dans le vin, des végétaux secs (excepté les antiscorbutiques qu'on doit employer frais), est défectueux à plusieurs égards, comme l'a remarqué le célèbre Parmentier : souvent les vins tournent à l'acidité, perdent de leur principe spiritueux, de leur matière colorante, et se décomposent en partie, à moins qu'on n'emploie les vins très-généreux du midi, comme ceux d'Espagne, de Frontignan, de Roussillon : c'est pourquoi le célèbre auteur (code pharmaceutique, page 364 et suivantes, troisième édition), recommande de les préparer par l'addition d'une teinture alcoolique ou faite à l'eau-de-vie, des plantes dont on veut composer un vin médicamenteux ; ce procédé qui présente un grand avantage, peut former sur-le-champ un vin médicamenteux plus ou moins chargé, à volonté. Cet avantage, qui est en général d'une grande importance, est tel dans l'ouvrage qui nous occupe, que nous avons cru devoir l'adopter complétement. Nous poserons donc en principe, que l'on préparera à l'instant un vin médicinal, en ajoutant à une pinte de vin ordinaire 2 onces de la teinture de la plante ; il n'y a d'exception que pour le vin antiscorbutique, dont l'usage est si répandu, et qui demande une préparation particulière que nous relaterons ci-après : Les principaux vins médicamenteux, sont les vins 1° d'absinthe, 2° de gentiane, 3° de quinquina.

NOMS DES VINS.	QUANTITÉ DE VIN.	TEINTURE.
Vin d'absinthe.	vin blanc 1 bouteille........	Teinture d'absinte, 2 onces.
Vin de gentiane.	vin blanc 1 bouteille........	Teinture de gentiane, 2 onces.
Vin de quinquina..........	vin rouge 1 bou teille.......	Teinture de quinquina, 2 onces.

Les propriétés de ces vins médicinaux sont celles des plantes qui ont servi à leur préparation, auxquelles cependant on doit ajouter les qualités stomachiques, toniques et cordiales du vin, ainsi, 1° *le vin d'absinthe* se donne à la dose de 2 à 4 onces, le matin à jeun, comme anthelmintique, excellent stomachique, tonique, propre à exciter le flux menstruel, l'appétit, etc. 2° Le *vin de gentiane* donné à la même dose que le précédent, est éminemment stomachique. 3° Le *vin de quinquina* est très-efficace comme stomachique, fébrifuge, tonique, antiputride ; il excite l'appétit, la dose est la même que pour les précédens.

Du Vin antiscorbutique.

Ce vin qui, à la dose d'un petit verre chaque matin, est si utile dans les maladies cutanées, herpétiques, dans les engorgemens scrofuleux, dans le rachitisme, etc, se prépare comme suit :

Feuilles récentes de cochléaria....	de chaque 1/2 once.
— — de cresson......	
— — de trèfle d'eau...	
Semence de moutarde...........	

Racines fraîches de raifort coupées, 1 once.
Vin blanc généreux, une bouteille.

Après une semaine de macération, on

filtre et on conserve dans une bouteille bien bouchée.

Des Vinaigres.

L'infusion des substances végétales dans le vinaigre s'appelle communément vinaigre médicinal. L'action de ce liquide peut être considérée de deux manières : 1° il agit simplement comme l'eau, par suite de la grande quantité qu'il en renferme, et il extrait alors tous les principes que l'eau elle-même aurait extraite ; 2° il exerce une action particulière comme acide, c'est-à-dire, augmente l'action dissolvante de l'eau qu'il contient ou dissout des substances que l'eau seule n'aurait pu attaquer, et même quelquefois il empêche la dissolution des matières que l'eau seule eût dissoutes : comme on doit employer des vinaigres de bonne qualité, ou qui contiennent toujours une portion d'alcool, l'action combinée de ces menstrues produit diverses modifications sur les substances végétales : plus les vinaigres sont alcoolisés, plus ils conviennent pour former de bons vinaigres médicinaux ; c'est pourquoi l'on doit ajouter quelquefois de l'eau-de-vie, surtout à ceux qui ne sont pas tirés du vin ; lorsqu'on les fait agir sur des végétaux frais, il convient d'employer des vinaigres très-forts : cette remarque ne s'applique pas d'ailleurs aux vinaigres médicinaux qui doivent entrer dans une pharmacie domestique, car, comme nous le verrons ci-après, ceux-ci s'obtiennent par simple macération et ensuite filtration ; mais cette remarque est essentielle pour les vinaigres aromatiques distillés que l'on prépare chez les parfumeurs.

Les principaux vinaigres sont 1° le *vinaigre de sureau*, appelé vulgairement *vinaigre surard*, 2° le vinaigre framboisé (*voyez* pag. 88); 3° le *vinaigre scillitique*, qui constitue le liquide auquel on ajoute le miel pour former l'oximel scillitique (*voyez* pag. 90); 4° le *vinaigre antiseptique* dit des quatre-voleurs, qui est le résultat de la macération du vinaigre sur un grand nombre de substances.

TABLEAU de la préparation des Vinaigres médicinaux simples.

NOMS des VINAIGRES.	VINAIGRE fort.	SUBSTANCES médicamenteuses.	NOMBRE de jours de la macération.	ALCOOL à ajouter après la filtration.
Vinaigre framboisé..	2 livre	3 livres de framboises.	4	»
— scillitique..	*id.*	3 onces de scille sèche.	15	1 once.
— surard....	*id.*	2 onces de fleurs de sureau..........	8	1 once.
— estragon...	*id.*	2 onces de feuilles d'estragon, récentes...	8	»

1° Le *vinaigre framboisé* a un arôme très-agréable, ne s'emploie jamais seul, mais sert comme nous l'avons dit à la préparation du sirop de framboise; 2° le *vinaigre scillitique* est une préparation usitée pour former l'oximel scillitique, mais elle s'emploie aussi comme incisive, atténuante, dans l'hydropisie, etc., depuis 1 gros jusqu'à 4. On prétend que Pythagore, célèbre philosophe, est l'inventeur de ce médicament ainsi que de l'oximel scillitique, et l'on a reconnu que le vinaigre corrigeait les qualités vireuses de la scille; 3° le *vinaigre surard* et celui d'*estragon* ne servent que pour la table.

Du Vinaigre antiseptique ou *des Quatre-Voleurs.*

Sommités sèches d'absinthe — — de romarin — — de sauge — — de menthe — — de rhuë Fleurs de lavande sèches	de chaque 2 gros.
Ail Canelle fine Gérofles Noix muscade	de chaque 18 grains.

Camphre (dissous dans l'alcool), 1/2 gros.
Vinaigre rouge............. 1 livre.
Acide acétique à 10°......... 1/2 once.

Toutes les matières sèches, concassées et macérées pendant 15 jours au soleil, dans une bouteille bien bouchée, on coule avec expression et l'on filtre; ensuite on ajoute le camphre dissous dans l'alcool, et on mêle par agitation.

C'est un remède vanté contre les maladies contagieuses et l'air infect : on s'en frotte les mains, le visage; on expose à sa vapeur les vêtemens et autres objets en tems de peste; c'est un bon prophylactique à l'extérieur; on le prend aussi à l'intérieur, à la dose d'un à 4 gros, comme antiputride, cordial, tonique, diaphorétique, vermifuge. On raconte que quatre voleurs, dans la peste de Marseille en 1720, se garantirent par ce remède de la contagion : la vie leur fut, dit-on, accordée à condition qu'ils donneraient leur recette.

Des Cérats, Pommades et Emplâtres.

Ce sont des combinaisons d'huiles fixes ou de graisse animale avec d'autres substances ; elles diffèrent les unes des autres par la consistance. Le professeur Deyeux, et après lui d'autres pharmacologistes, ont réservé le nom d'emplâtres aux combinaisons de l'huile avec des oxides métalliques : mais cette distinction bien tranchée n'est pas à l'abri d'objections : les emplâtres seraient quelquefois ce que nous appelons vulgairement *onguent*, et quelques emplâtres connus depuis long-tems sous ce nom se trouveraient exclus. Je crois donc préférable d'appeler :

1°. *Onguent* les médicamens externes gras et qui ont la consistance du beurre;

2.° *Cérats*, ceux qui sont plus fermes, et dans lesquels il entre une portion considérable de cire.

3°. *Emplâtres* ceux qui sont encore plus solides, et qui doivent cette fermeté ou à une quantité considérable de cire et de résine, ou à la présence de quelques oxides métalliques; par exemple, l'oxide de plomb. Les emplâtres doivent avoir une consistance telle qu'ils n'adhèrent pas au doigt lorsqu'ils sont froids, mais deviennent moux et plastiques lorsqu'ils sont modérément échauffés. La chaleur du corps doit les rendre assez tenaces pour adhérer à la peau et aux matières sur lesquelles on les étend : lorsqu'ils sont préparés, on les roule presque toujours en magdaléons, c'est-à-dire, en petits cylindres de 4 à 5 pouces de long et d'un demi-pouce de diamètre; souvent on les étend sur la toile, à l'aide d'une spatule après les avoir légèrement chauffés. (Voyez *emplâtre diachylum*, pag. 42.)

CHAPITRE II.

DES MÉDICAMENS MAGISTRAUX.

La division des compositions en *officinales* et en *magistrales* est une des mieux fondées : on a vu, dans le chapitre précédent, quels étaient les médicamens officinaux.

Les préparations magistrales que nous allons examiner sont celles qui, formées pour être employées au moment même, s'exécutent sur-le-champ et ne peuvent pas se conserver au delà d'un ou de quelques jours au plus sans se détériorer : il existe deux sortes de médicamens magistraux : 1° ceux que l'on prend à l'intérieur; 2° ceux que l'on applique à l'extérieur, ou qui, étant pris à l'intérieur, sont rejetées presque sur-le-champ.

Des Médicamens Magistraux internes.

Les principales médications internes que l'on peut consigner dans une pharmacie domestique, sont 1° les tisanes, 2° les apozèmes, 3° les jus d'herbes, 4° les potions, 5° les pilules.

Des Tisanes.

On nomme ainsi un médicament qui sert de boisson habituelle à un malade; ce sont des boissons préparées avec des infusions ou de légères décoctions des substances végétales, mais contenant peu de ces substances; aussi on doit éviter de les trop charger; la plupart sont édulcorées avec une certaine quantité de sirops.

La préparation de ces tisanes est analogue à celle des liquides aqueux qui servent ensuite à la préparation des sirops. (*Voyez* pag. 79 et 81.) Une tisane semble, au premier aperçu, l'opération la plus simple, et cependant elle exige des données dont je vais indiquer les principales.

De l'Infusion. Elle se fait ordinairement

dans l'eau, à la température de l'ébullition, en versant l'eau bouillante sur la ou les substances placées dans un vase ; on extrait ainsi les principes solubles et aromatiques d'une matière végétale ou animale ; si l'on fait une infusion de fleurs ou de substances délicates odorantes, on laisse agir pendant quelques minutes, dans un vaisseau fermé, surtout s'il y a des principes volatils comme pour le thé ; si l'on infuse des bois, des racines, des écorces, ils doivent être incisés très-menus, et on donne plus de tems à l'infusion, parce que, dans ce cas, l'action est plus lente ; on doit ensuite passer l'infusion sans expression : le tissu à travers lequel il faut passer la liqueur doit être très-serré, surtout pour les plantes garnies de poils : par exemple, l'infusion de bourrache, bien faite, est adoucissante et calme les ardeurs de la gorge ; mais si l'on a passé dans un linge peu serré, une partie des poils de la bourrache se trouve dans l'infusion ; et cette liqueur, loin d'être adoucissante, produit une irritation mécanique due à l'action des poils.

De la Décoction. Elle s'opère par l'ébullition à 100° C. à l'air libre, et a pour but d'extraire les parties les plus fixes d'un corps : elle est nécessaire pour les bois, les racines, etc., etc. Elle sert également pour la *coction* des alimens. La décoction donne les principes *extractifs ;* mais, plus on la prolonge, plus les parties mucoso-sucrées et autres noircissent, se détériorent, et perdent de leur arôme : la rhubarbe, la casse qui sont laxatifs par une légère ébullition, deviennent seulement âcres, astringens par une longue décoction : souvent le premier moment de l'ébullition enlève au végétal des principes autres que ceux que l'on veut administrer à son malade ; ces derniers ne se dissolvent seuls qu'après la séparation des premiers : dans ce cas, on fait jeter un premier bouillon, on jette cette première décoction, on remplace par de l'eau et on fait bouillir une deuxième fois. Le premier bouillon de l'eau sur l'orge, le chiendent, etc., etc., est âcre ; on le jette et on fait une deuxième décoction ; le premier bouillon de l'eau sur le lichen donnerait un liquide amer ; on jette cette première eau, et on procède à une deuxième décoction : toute décoction se passe ensuite avec expression.

Des Proportions générales à suivre dans la préparation d'une Tisane. 1° La quantité de liquide est toujours 2 livres, à moins qu'il n'y ait une indication expresse contraire ; 2° si les substances végétales sont en feuilles, en fleurs, en sommités, la dose générale est d'environ 2 gros, et la tisane se fait par infusion ; 3° si les substances végétales sont ligneuses, c'est-à-dire, en racines, en bois, en écorce, la dose générale est une once, et la tisane se fait par une infusion prolongée si la substance est aromatique, et par décoction dans le cas contraire ; 4° s'il y a quelque addition, soit pour aromatiser la tisane, soit pour ajouter à ses propriétés médicales, on met ces substances après le passage de la tisane dans le tissu ; si elles sont solubles, comme les sels, etc., etc., on les ajoute à l'infusion, ou à la fin de la décoction dans le cas contraire ; 5° lorsque la tisane est passée, on y ajoute ordinairement 2 onces d'un sirop approprié ou de miel, pour l'édulcorer.

TABLEAU des principales Tisanes.

PROPRIÉTÉS de la tisane.	NOM de la tisane.	SUBSTANCES médicinales.	MODE d'opération.	SIROP pour édulcorer.	OBSERVATIONS.
Emolliente et rafraîchissante	de chiendent	chiendent 1 once, eau 2 livres.	décoction	sirop de guimauve, 2 onces.	on jettera la 1re eau.
	d'orge.	orge 1 once, eau 2 livres.	id.	id.	on jettera la 1re eau.
Pectorale. . .	des fruits pectoraux.	dattes. . . . . . . ; jujubes. . . . . . . ; raisins de Corinthe. . . . . ; Figues. . . . . . . — de chaque 1/2 once. ; eau 2 livres.	id.	»	ces fruits sucrent suffisamment la tisane.
	béchique, ou pour la toux	fleurs de guimauve. . . . . ; — mauve . . . ; — coquelicots. ; — tussilage. . . — de chaque 1/2 gros. ; eau 2 livres.	infusion.	id.	

Suite du *TABLEAU* des *principales Tisanes.*

PROPRIÉTÉS de la tisane.	NOM de la tisane.	SUBSTANCES médicinales.	MODE d'opération.	SIROP pour édulcorer.	OBSERVATIONS.
Laxative...	de tamarins.	tamarins 2 onces, eau 2 livres..........	décoction.		On rend ces tisanes plus purgatives en ajoutant 2 onces de manne ou demi-once de sel de Glauber.
	de casse....	casse en bâton 2 onc. eau 2 livres......	*id.*	»	
Sudorifique.	de salsepareille......	salsepareille 1 once, eau 2 livres......	*id.*	miel 2 onces.	
Tonique....	de gentiane.	racine de gentiane 1 once, eau 2 livres.	*id.*	sirop de guimauve, 2 onces.	
Astringente.	de riz......	riz 1/2 once, eau 2 livres......	*id.*	[illegible]	

Les deux premières tisanes sont, comme leur nom l'indique, émollientes et rafraîchissantes : les deux suivantes modèrent la toux. Les tisanes laxatives réussissent très-bien dans les constipations, chez les malades dont l'estomac est délicat, et dans les maladies inflammatoires. La tisane de gentiane est stomachique et tonique ; la tisane de salsepareille réussit très-bien dans toutes les affections vénériennes ; la tisane de riz convient dans les diarrhées, etc.

Des Apozèmes.

Les apozèmes sont des infusions ou des décoctions plus chargées de principes médicamenteux, auxquelles on ajoute souvent des sels, et prises à moindre dose que les tisanes ; la quantité de liquide, dans un apozème, est généralement d'une livre. Nous donnerons seulement quelques exemples d'apozèmes, parce que les principes exposés précédemment sont bien suffisans pour indiquer le mode d'opération.

TABLEAU des Apozèmes.

ROPRIÉTÉS médicales.	SUBSTANCES.	MODE d'opération.	SUBSTANCES salines à ajouter.	SIROP à ajouter.	OBSERVATIONS.
urétique.....	racine de chiendent, 1/2 once. — de fraisier, 1/2 once, eau 1 livre	décoction.	sel de nitre 18 grains	sirop de guimauve 1 once.	On peut remplacer le sel de nitre par la même dose d'acétate de potasse ou demi-once d'acétate d'ammoniaque.
brifuge.....	quinquina, 1/2 once.... ..... fleurs d'arnica 1/2 gros, eau 1 livre....................	décoction et infusion.	»	sirop de quinquina 1 once.	

…rgatif……	Séné 2 gros, eau 1 livre……	infusion.	sulfate de soude 1/2 once.	miel 2 onces.
…stringent, vul. …écoction blanche………	corne-de-cerf calcinée et pulvérisée 2 gros…………… mie de pain 6 gros, eau 1 livre.	décoction.	eau de fleurs d'oranger 4 gros.	sucre une once.

Petit lait. Ce liquide peut être considéré …mme un apozème. L'apozème diurétique …t usité dans les maladies des voies uri…ires ; l'apozème fébrifuge se donne toutes … deux heures, à la dose de trois cuillerées …ns les intervalles des fièvres intermit…ntes : pour l'apozème astringent, au lieu de mie de pain, on peut prendre de la gomme arabique ; on doit triturer d'abord la mie de pain avec le sucre et la corne-de-cerf dans le mortier de marbre : on passe le *decoctum* par une étamine peu serrée, avec légère expression. Il faut agiter cette boisson chaque fois qu'on en prend, car une portion de la corne-de-cerf calcinée se dépose ; c'est un bon adoucissant dans les épreintes de la dyssenterie.

Des Jus d'Herbes.

Les jus d'herbes sont des liquides limpides, d'une couleur de vin, d'une saveur amère tout-à-fait particulière. On ne les prépare qu'à une certaine époque de l'année, lorsque les plantes sont fraîches : ces liquides, lorsqu'ils sortent de la plante fraîche pilée, sont fortement colorés en vert, troubles et chargés de matières parenchymateuses ; ils peuvent être purifiés par le repos, la filtration, la chaleur et la clarification. La filtration est peut-être le meilleur moyen de défécation, et se pratique facilement en jetant le suc sortant de la presse sur un filtre. La préparation des jus d'herbes est extrêmement simple ; on met dans le mortier de marbre les plantes fraîches dont le suc fournira le jus d'herbes. On pile exactement, on presse dans un linge pour séparer toute la partie herbacée, et on jette le suc sur un filtre placé dans un entonnoir ; le liquide qui s'écoule dans le vase inférieur est le jus d'herbes clarifié. La dose la plus ordinaire des sucs d'herbes est de 2 à 6 onces tous les matins; on ne doit les préparer que pour un jour, c'est-à-dire, la veille pour le lendemain; de cette manière la filtration, qui demande assez de tems, s'opère pendant la nuit.

TALEAU des principaux Jus d'Herbes.

PROPRIÉTÉS médicales.	NOM des plantes.		AFFECTIONS dans lesquelles on les administre.
Amers, apéritifs.	Fumeterre..... chicorée sauvage pissenlit........	de chaque parties égales.	affections biliaires
Amers, toniques.	Véronique..... petite centaurée trèfle d'eau......		débilité
Anti-scorbutiques.	Cochléaria..... beccabunga.... cresson........		S'emploie contre le scorbut et dépure le sang.
Aromatiques	Sauge......... menthe........ mélisse........		débilité
Rafraîchissans.	Laitue........ pourpier....... scorsonère..... poirée.........		échauffemens

Des Potions.

Les potions sont des médicamens liquides du poids de 4 à 6 onces, qui sont chargés d'une assez grande quantité de principes médicamenteux, et que l'on prend par cuillerées (excepté les potions purgatives qui se prennent d'un seul coup). Ces préparations médicales étant en général assez actives, celui qui n'a que des connaissances assez superficielles en médecine, ne doit en faire usage qu'avec beaucoup de précautions ; conséquemment, bien que le nombre des diverses potions usitées en médecine soit très-considérable, je ne relaterai, dans cet exposé, que celles qui, étant les moins énergiques et les plus employées, sont, par cela même, d'un usage très-familier.

Les pharmacologistes ne s'accordent pas sur les divisions à établir dans les potions : au défaut d'autres, je proposerai la suivante qui serait très-vicieuse dans un ouvrage complet sur la pharmacie, mais qui me paraît applicable à un Traité du genre de celui qui nous occupe. Le mot *potion*, venant du mot latin *potus*, indique un médicament liquide ; or, mes lecteurs savent qu'un liquide présente un coup d'œil d'autant plus agréable (effet que l'on doit toujours avoir en vue) qu'il est plus transparent. On a donc cherché à n'avoir que des potions transparentes, ou, en d'autres termes, à ne mettre dans une potion que des substances solubles dans l'eau, mais cette condition n'a pu toujours être remplie; aussi on distingue 1° les potions qui ne renferment que des substances solubles dans l'eau ou dont les principes médicamenteux sont solubles dans ce liquide (La suite de cet exposé les indiquera.); 2° les potions qui renferment des substances insolubles dans l'eau, le camphre, les huiles, etc., mais que l'on mêle uniformément, c'est-à-dire, aussi exactement que possible à la liqueur aqueuse qui sert de véhicule.

Des Potions dont tous les principes sont solubles dans l'eau. La préparation de ces potions est extrêmement simple; on mêle ensemble les substances liquides, on fait fondre les solides solubles; enfin si la potion doit renfermer des substances végétales, on les fait infuser ou bouillir dans l'eau, suivant la nature de ces substances, comme nous l'avons vu pour les tisanes.

Potion Anodine (*).

Eau de fontaine, 3 onces.
Eau de fleurs d'oranger, 1 once.
Sirop de guimauve, 1 once.

Potion Anodine plus active.

Eau de fontaine, 3 onces.
Eau de fleurs d'oranger, 3 onces.
Sirop d'opium, $^1/_2$ once.
Sirop de guimauve, $^1/_2$ once.

La demi-once de sirop d'opium contient (*voy*. p. 87) 1 grain d'opium ; on pourrait donc, dans cette potion, remplacer ce sirop par 1° 1 grain d'opium que l'on ferait dissoudre dans l'eau ; 2° par 8 gouttes de laudanum Rousseau (*voy*. p. 49) 3° par 20 gouttes de laudanum Sydenham (*voy*. p. 49).

Potion Antispasmodique (**).

Fleurs de tilleul, 1 gros.

(*) Voyez page 13, la signification du mot *Anodin*.

(**) Voyez page 13, la signification du mot *Antispasmodique*.

Feuilles d'oranger, 2 gros.
Faites infuser dans

Eau bouillante, 4 onces.

Passez, ajoutez

Sirop d'opium, $^1/_2$ once.
Ether, 20 gouttes.

Potion Cordiale.

Vin généreux, 4 onces.
Eau de fleurs d'oranger, $^1/_2$ once.
Sirop de fleurs d'oranger, 1 once.

Ces potions s'administrent, dans le premier tems, à la dose de deux cuillerées à bouche, ensuite par cuillerées toutes les demi-heures, et enfin, si les symptômes diminuent, on n'en donne que toutes les heures.

Potion Purgative (Médecine noire).

Manne en sorte 2 onces.
Séné 2 gros.
Sel de Glauber 2 gros.
Eau, 4 onces.

Faites jeter un seul bouillon, passez et aromatisez avec le jus d'un citron.

Cette potion, prise le matin à jeun, en une seule dose, purge très-bien.

Des Potions dont quelques principes sont insolubles dans l'eau. Le nombre des substances insolubles dans l'eau que l'on peut donner à un malade, sous la forme de potions, est assez considérable ; je citerai les huiles, le camphre, les résines, les gommes résines, etc. ; mais, dans ce Traité, je ne considérerai que les potions les plus usitées : ce sont celles dites *pectorales*, dans lesquelles il entre de l'huile dont la propriété adoucissante convient parfaitement. Or, on a remarqué qu'en triturant dans un mortier un mélange d'huile, de gomme en poudre et de sirop, on pouvait, en ajoutant ensuite le liquide aqueux qui sert de véhicule, obtenir un composé non liquide mais *laiteux*, et bien qu'un pareil liquide soit moins agréable que celui qui est transparent, cependant il n'a rien de rebutant qui puisse répugner au malade. Citons quelques exemples :

Potion pectorale Huileuse.

Décoction de jujubes, 4 onces.
Huile d'olives, 1 once.
Gomme adraganthe en poudre, 18 grains.
Sirop de guimauve, 1 once.

On bat, pendant un bon quart d'heure, dans un mortier, le sirop, la gomme et l'huile, et on ajoute peu à peu la décoction de jujubes.

Les *loocks*, dont tout le monde connaît l'aspect physique, sont de véritables potions huileuses qui contiennent une certaine quantité d'amandes dont on forme un liquide laiteux appelé *émulsion*. L'usage de ces médicamens ayant pour but de faire expectorer ou de servir d'adoucissant dans les maladies de poitrine, tous contiennent des corps huileux et un mucilage. On y joint quelquefois des remèdes actifs comme le kermès, etc. ; leur consistance est toujours due aux gommes ou corps muqueux qui y entrent ; il faut souvent les renouveler, car ils s'aigrissent très-promptement. Le loock le plus simple se prépare au moyen de la formule suivante :

Look blanc Amygdalin.

Amandes douces, 12 ou 1/2 once.
Sucre blanc, 1 once.
Eau commune, 4 onces.
Huile d'amandes douces, 1/2 once.
Gomme adraganthe en poudre, 18 grains.
Eau de fleurs d'oranger, 2 gros.

La préparation d'un loock est assez compliquée : on commence par faire passer 5 minutes les amandes dans l'eau bouillante ; l'action de ce liquide permet de détacher ensuite avec facilité cette pellicule rougeâtre qui recouvre les amandes, et qui donnerait à l'émulsion une teinte (café au lait) d'un aspect moins agréable que la teinte laiteuse blanche : on met ensuite les douze amandes dans le mortier de marbre; on ajoute la moitié du sucre, et, au moyen du pilon de buis, on écrase tout jusqu'à ce qu'une petite partie de la pâte, mise entre les deux doigts, ne présente aucun grumeau. On y verse alors les quatre onces d'eau, on mêle bien le tout que l'on passe dans un linge propre, et l'on obtient le liquide laiteux. On nettoie bien le mortier, on y met le sucre et la gomme en poudre, et trente à quarante gouttes de l'émulsion ; on triture le tout cinq minutes, puis on ajoute l'huile d'amandes douces. Ce mélange est battu pendant un quart d'heure en ajoutant, de tems en tems, une petite quantité de l'émulsion. Enfin on verse la totalité de cette dernière, puis l'eau de fleurs d'oranger, et le loock simple est terminé ; je dis look simple, parce que souvent on augmente 1° la vertu calmante par une demi-once de sirop d'opium ou par l'addition d'un grain d'opium : le médicament porte alors le nom de loock anodin ; 2° l'action expectorante de ce loock, en y ajoutant deux gros de sirop d'ipécacuanha ou même un grain de kermès minéral.

Des Pilules.

119

Le nom de *pilules*, diminutif de *pila* une balle, désigne la forme de ce médicament ; on les a inventées pour sauver au malade le désagrément de prendre des substances déplaisantes au goût ; ce sont ordinairement des poudres, des gommes résines, des corps quelquefois âcres, amers et fétides que l'on unit avec des sirops, du miel, etc., et dont on forme des masses pour les diviser commodément. Plus la masse a été battue dans le mortier, et plus les pilules se roulent facilement sous les doigts : on divise une masse de pilules en formant des cylindres égaux d'un poids déterminé qu'on partage en pilules avec une petite lame dentée.

Nos remarques précédentes, sur les potions, s'appliquent aux pilules : ces dernières sont des médications que l'on ne doit employer que sur l'ordonnance d'un médecin ou au moins d'une personne assez bien versée dans les connaissances médicales. Le nombre des recettes que nous donnerons sera extrêmement limité.

Pilules Purgatives.

Sublimé doux en poudre, 12 grains.
Jalap en poudre, 18 grains.
Sirop de gomme, q:s (*).

On met les deux poudres dans le mortier; on ajoute une à deux gouttes de sirop, on bat jusqu'à ce que la pâte soit bien homogène; on la roule en un cylindre que l'on divise en six pilules égales, et six

(*) Voyez page 31, ce que signifie l'abréviation q:s.

pilules prises le matin, à jeun, purgent suffisamment une personne adulte.

Pilules Vermifuges.

Sublimé doux pulvérisé, 2 gros.
Mie de pain, 1 scrupule.
Sirop de guimauve, q:s.

On fait, avec cette masse, 92 pilules, et chacune contient un grain et demi de sublimé doux; on en prend de 2 à 8 selon les constitutions, pour les dartres, la gale rebelle, les vers, etc.

Pilules Diurétiques.

Camphre en poudre, 18 grains.
Scille en poudre, 6 grains.
Sirop de gomme, q:s.

Faites de cette masse 10 pilules dont on prend une chaque matin dans les rétentions d'urine.

Des Médicamens Magistraux externes.

Les principales médications externes qui doivent entrer dans une pharmacie domestique, sont : 1° les gargarismes ; 2° les collyres ; 3° les linimens ; 4° les cataplasmes ; 5° les sinapismes ; 6° les bains ; 7° les injections ; 8° les lotions ; 9° les pédiluves ; 10° les pommades et les emplâtres. Le nombre en est plus considérable que celui des médications internes. Cette différence s'explique facilement par la nature même des affections morbibes que ces deux classes de médicamens sont appelées à soulager. Les premiers sont du domaine de la médecine ; ceux-ci appartiennent à la chirurgie : or, il est plus difficile d'apprécier une maladie interne qu'une affection externe ; conséquemment celui qui n'est pas médecin, peut, avec plus de certitude, s'opposer au développement de la seconde : j'ai donc cru pouvoir augmenter le nombre des médicamens externes.

Des Gargarismes.

La racine grecque de ce mot signifie *gorge*, parce qu'on use de gargarisme pour les maux de cette partie du corps : ce sont des médicamens liquides dont on se lave la bouche et la gorge sans les avaler : on se sert généralement d'une décoction de substances mucilagineuses à laquelle on ajoute, comme édulcorans, des sirops, du miel, etc. Le véhicule est ordinairement aqueux ; cependant ou emploie le lait, etc.; on augmente quelquefois l'activité du gargarisme par l'addition d'un peu d'acide sulfurique, de vinaigre, etc.

Gargarisme Adoucissant.

Lait chaud, 6 onces.
Figues grasses, 4.

On met les quatre figues macérer dans le lait chaud et on passe le liquide, qui est un gargarisme adoucissant dans l'angine et l'esquinancie.

Gargarisme Astringent.

Vin rouge, 4 onces.
Miel rosat, 1 once.
Acide sulfurique, 3 gouttes.

Gargarisme Rafraîchissant.

Décoction de feuilles de ronce, 6 onces.
Sirop de groseilles, 1 once.

On pourrait multiplier le nombre de recettes ; mais celles que j'ai données suffiront dans la plupart des cas.

Des Collyres.

On désigne par ce nom des médicamens que l'on applique aux yeux malades ; les collyres peuvent être 1° *secs*, ce sont alors des poudres que l'on insufle dans l'œil à l'aide d'un tuyau de plumes ; 2° *gras*, ce sont des cérats, des onguens dans lesquels on a incorporé une petite quantité de précipité rouge (pommade de Grandjean) ou 5 à 6 gouttes d'extrait de Saturne ; 3° *liquides*, on les prépare avec des eaux astringentes ou adoucissantes dans lesquelles on fait dissoudre des sels ou qu'on anime par des spiritueux, comme l'eau de Cologne, l'eau de Mélisse, etc., etc.

Collyre Sec.

Sucre candi pulvérisé Oxide de zinc Iris de Florence en poudre	de chaque 1 gros.

Ce collyre, que l'on insufle par portions dans l'œil, comme nous l'avons dit plus haut, dissipe, dit-on, les taies des yeux.

Pommade Ophthalmique de Grandjean.

Cérat blanc, $^1/_2$ once.
Précipité rouge, 5 grains.

Cet onguent s'applique en quantité de la grosseur d'une petite lentille, entre la paupière inférieure et l'œil. C'est un très-bon siccatif dans les ulcères des paupières.

Pommade Ophthalmique de Régent.

Beurre frais, 1 gros 10 grains.
Extrait de Saturne, 5 gouttes.
Précipité rouge, 5 grains.

S'applique comme le précédent.

Collyre Siccatif liquide.

Eau distillée de roses, 4 onces.
Sulfate de zinc, 15 grains.

On ne met que quelques gouttes de ce collyre dans l'œil, qu'il picote assez vivement d'abord; c'est un très-bon remède contre les ophthalmies rebelles ou chroniques.

Des Linimens.

Ce sont des composés huileux dont on fait des frictions sur les endroits douloureux ; ces médicamens réussissent très-bien dans les affections rhumatismales, la sciatique, les maladies de la peau, les tumeurs scrofuleuses, la paralysie, etc. On peut en préparer un grand nombre d'espèces. Les principaux sont :

Liniment Volatil.

Huile d'olives, 4 onces.
Ammoniaque liquide, $^{1}/_{2}$ once.

Mêlez dans une bouteille bien bouchée, le liquide devient laiteux comme un loock ; c'est un vrai savon volatil qui est très-résolutif dans les tumeurs. Quelquefois on y ajoute 2 à 3 gros de laudanum de Sydenham ; il calme alors très-bien les douleurs.

Liniment sulfureux.

Huile d'olives, 8 onces.
Sulfure de potasse liquide, 2 onces.

L'usage est d'une once en frictions contre la gale; on la guérit ainsi en huit jours.

Des Cataplasmes et des Sinapismes.

Les cataplasmes sont des médicamens mous et en consistance de pâtes qu'on applique sur quelques parties du corps; ordinairement on les fait avec des farines que l'on délaye dans une suffisante quantité d'eau chaude. Je ne relaterai ici que le cataplasme émollient, parce qu'il est le plus employé.

Cataplasme Émollient.

Farine de lin, $^1/_2$ livre.
Eau chaude, q:s.

On est dans l'habitude de préparer ce cataplasme en mettant l'eau et la farine de lin dans un vase, et soumettant le tout à la chaleur, c'est à tort; bien loin de produire ensuite un effet émollient, on irrite la partie sur laquelle est appliqué le cataplasme, parce que la farine de lin mise en ébullition avec l'eau acquiert des propriétés irritantes : on doit toujours placer la farine dans un vase et verser dessus l'eau bouillante ; on agite toute la masse jusqu'à ce que l'on ait obtenu une pâte liquide bien homogène. On étend ensuite cette pâte sur un linge et on forme un cataplasme de la grandeur voulue.

Le *sinapisme*, ainsi nommé parce qu'il y entre de la farine de moutarde, est un cataplasme rubéfiant et irritant sur la peau. Il a pour but de produire un effet dérivatif, c'est-à-dire de transporter la douleur d'un endroit à un autre. On conçoit que l'énergie de ce médicament peut être plus ou moins forte, selon la nature des substances que l'on a employées ; on peut dire qu'il y a, pour les sinapismes, une infinité de nuances, depuis le *cataplasme irritant* (un mélange de farine de moutarde et de farine de lin mis en pâte liquide par de l'eau chaude) qui s'applique sur la peau, la rougit légèrement jusqu'au vésicatoire qui, appliqué sur le même organe, donne lieu à une véritable suppuration. Le tableau suivant indiquera les divers degrés dont je viens de parler.

NOMS des sinapismes.	LIQUIDE.	POUDRE.
Cataplasme irritant...	eau chaude....	mélange de farine de lin et de farine de mou tarde.
Sinapisme peu actif..	eau chaude,...	farine de moutarde
Sinapisme actif.....	vinaigre fort...	farine de moutarde.

On graduera la force du sinapisme selon la gravité des accidens : ces applications se font en général sur les parties inférieures du corps, les cuisses, les mollets, la plante du pied, etc. Ils ont pour objet de déplacer toute irritation des parties supérieures.

Des Bains, Injections, Lotions et Pédiluves.

Les *bains* médicamenteux peuvent être de beaucoup d'espèces ; ils peuvent être

1° émolliens, faits avec des décoctions de guimauve, de graine de lin, etc. 2° toniques, aromatiques : on les prépare avec la sauge, le romarin, la mélisse, la menthe; 3° savonneux, ferrugineux, etc. La quantité de liquide varie avec la nature du bain, selon que ce dernier est 1° complet, 2° pour le siége, 3° pour une seule partie du corps. Dans le premier cas, il porte le nom de bain; dans le second, de bain de siége, et de bain local dans le troisième.

Les *injections* sont une sorte de bain ou de lotion interne qui se fait daus les principales ouvertures du corps, les oreilles, le nez, le vagin, l'urètre et l'anus. Ces dernières portent le nom de *clystères* ou de lavemens, et sont les plus usitées; les injections peuvent être émollientes, toniques, etc.; on les prépare comme nous l'avons vu plus haut pour les bains. Les lavemens sont, avons nous dit, les injections les plus usitées; on prépare des lavemens aqueux, émolliens, purgatifs, etc. La quantité de liquide est de 2 livres pour une personne; cette dose doit être moitié pour les adolescens et du quart seulement pour les enfans : la température d'un lavement doit être de 30° C, au plus, On prépare les lavemens par infusion et par décoction.

Lavement Émollient.

Graines de lin ou racine de guimauve, 1 once.
Eau, 2 livres.

Faites bouillir et passez. On augmente quelquefois la propriété calmante de ce lavement par l'addition d'un demi-grain d'opium.

Lavement Purgatif.

Séné, 1/2 once.
Sel de Glauber, 1/2 once.
Eau, 2 livres.

Faites jeter un seul bouillon et passez.

Les *lotions* sont des liqueurs dont on lave diverses parties malades du corps ; les plus ordinaires sont de nature sulfureuse et s'emploient dans les affections locales de la peau.

Lotion Sulfureuse.

Eau commune, 1 livre.
Sulfure de potasse, 1 once 1/2.
Acide sulfurique, 1/2 gros.

On dissout le sulfure dans l'eau, mais on n'y verse l'acide sulfurique qu'au moment de l'emploi : on peut remplacer cet acide par tout autre ; celui du vinaigre, par exemple, en augmentant la dose selon la faiblesse de l'acidité ; cette lotion est commode pour les soldats, les voyageurs et tous ceux qui n'ont pas de moyen facile pour guérir la gale.

Les *pédiluves* sont des bains de pieds que l'on emploie toutes les fois que l'on veut produire un effet dérivatif, sans employer des moyens aussi actifs qu'un sinapisme, ou un cataplasme irritant. Il y a divers degrés d'énergie dans les pédiluves, comme nous savons qu'il y en a dans les sinapismes. Le pédiluve le plus simple et le moins actif, est de l'eau très-chaude, on augmente l'énergie de ce moyen : 1° par une pelletée de cendres ; 2° par 4 onces de farine de moutarde ; 3° par un à deux verres de très-fort vinaigre. On mesurera l'énergie de ce moyen, selon la gravité des accidens ; enfin, si un pédiluve ne suffisait pas, on conçoit que l'on devrait avoir recours aux sinapismes.

Des Pommades, Onguens et Emplâtres.

Nous avons vu page 107, quelle différence on devait établir entre ces trois espèces de médicamens : quelle que soit d'ailleurs leur forme, ce sont toujours des préparations que l'on applique sur la peau, 1° pour ramollir des tumeurs ; 2° fermer des plaies qui en présentent plus d'inflammation ; 3° établir des vésicatoires et les panser; 4° donner du ton à certaines parties du corps; 5° oindre les articulations dans toutes les affections herpétiques ; 6° réunir dans certaines places, les solutions de continuité. (Ces emplâtres doivent s'attacher avec facilité à la peau.)

Emplâtre pour ramollir les Tumeurs.

L'onguent citrin dont nous avons parlé dans la première section de cet ouvrage réussit très-bien.

Pommade pour fermer les Plaies.

Graisse de porc purifiée (saindoux), 1 once.

Extrait de saturne, 25 gouttes.

Emplâtre pour faire un Vésicatoire.

Cire jaune, 2 onces.
Huile d'olives, 4 onces.
Cantharides en poudre, 2 onces.

On fait fondre la cire jaune et l'huile d'olives, le mélange se fait complétement, et lorsqu'il est presque refroidi, on ajoute la poudre de cantharides, et on agite le tout jusqu'à ce que la masse soit parfaitement homogène; cet emplâtre est employé pour établir un vésicatoire; on taille un morceau de peau de la grandeur voulue, on prend une quantité suffisante de l'emplâtre, que l'on étend sur la peau, enfin, on saupoudre de cantharides : cette peau fixée sur l'endroit où l'on veut établir un vésicatoire, et tenu environ 24 heures, fait lever des vésicules, et le vésicatoire est formé; on l'entretient ensuite au moyen de l'onguent dont on met une petite quantité sur une feuille de poirée.

Onguent pour panser un Vésicatoire.

Saindoux, 1 once.
Poudre de cantharides, 2 gros.

Le mélange doit être aussi exact que possible.

Emplâtre Tonique.

Térébenthine, 3 onces.
Cire jaune, $^1/_2$ once.
Poudre de canelle, 6 gros.
Essence de citron, 2 gros.

Cet emplâtre est un excellent tonique : mais il renferme des parties volatiles, et ne peut conséquemment se conserver; on doit donc ne le préparer qu'au moment de l'employer.

Onguent pour les Affections herpétiques.

L'onguent citrin, cité page 52, réussit très-bien : cependant on peut également faire usage de l'onguent suivant :

Saindoux, 1 once.
Fleurs de soufre, 2 gros.
Essence de citron, 4 gouttes.

L'huile essentielle a seulement pour but de masquer l'odeur de cette pommade; elle n'ajoute rien aux propriétés médicales.

Emplâtre Adhésif.

Le sparadrap dont il a été parlé page 42, est, s'il est bien préparé, le meilleur adhésif que l'on puisse employer.

IIIe SECTION.

MÉMORIAL PHARMACEUTIQUE,

OU

INDICATION DES PREMIERS SECOURS A DONNER AUX MALADES.

Un Mémorial Pharmaceutique ou Indication des premiers secours à donner aux malades, m'a paru tellement nécessaire à la suite d'une *Pharmacie domestique*, que je n'ai pas hésité à le donner, quels que soient d'ailleurs les motifs qui peuvent militer contre une pareille addition. Si l'on se reporte aux considérations préliminaires qui forment l'introduction de cet opuscule, je pense que l'on admettra que, privé de cette troisième section, le traité que je public eût été incomplet : on objectera sans doute que c'est populariser les sciences médicales, et confier à des mains non exercées, des moyens curatifs qui peuvent réussir quelquefois, mais qui, employés sans discernement, peuvent donner lieu à de grandes erreurs et compromettre la vie des malades. Si un semblable danger est réel, il existe depuis long-tems ; on a déjà publié un grand nombre de traités médicaux et pharmaceutiques, à l'usage des gens du monde ; d'un autre côté, il n'est pas un seul pharmacien qui, consulté sur une affection légère, ne se croie en droit d'indiquer les moyens médicaux, les préparations pharmaceutiques qu'il juge convenables au malade : seulement, si l'affection est grave, il conseille d'avoir recours au médecin. Cet empiétement du pharmacien, sur le domaine médical est dangereux et devrait être puni, et cependant toutes les fois que l'on a voulu établir une ligne de démarcation entre la médecine et la pharmacie, on y a renoncé par la difficulté que l'on éprouve à l'établir exactement. Cela est si vrai que la loi qui défend au pharmacien de donner un seul médicament sans ordonnance de médecin, n'est nullement suivie, le pharmacien auquel on demandera, à l'instant, une petite quantité d'eau de fleurs d'oranger pour calmer une affection nerveuse pourra-t-il exiger une ordonnance médicale ; cette demande est impossible. Remarquons d'ailleurs que ce petit Traité, destiné aux personnes bienfaisantes placées dans des localités qui n'ont ni médecins ni pharmaciens, a pour but de régulariser ce qui a lieu depuis long-tems, parce que la saine raison indique que toute autre manière d'agir est impossible. Je crois inutile d'ajouter que toutes les fois que l'on pourra appeler un médecin, on devra y avoir recours et rejeter toute responsabilité.

Ces remarques m'ont paru nécessaires parce que je n'ai jamais eu le dessein de vouloir empiéter sur le domaine de la médecine ; et d'ailleurs, le format de cet ouvrage, son bas prix, le genre de personnes auxquelles il s'adresse, tout n'indique-t-il pas que la philanthropie, et non l'intérêt ont présidé à sa rédaction, l'explication que je viens de donner montrera aux lecteurs qu'ils ne doivent pas chercher dans ce Mémorial, des moyens curatifs pour toutes les maladies : 1° Je n'ai relaté que les affections les plus simples, et les plus communes ; 2° j'ai dû proscrire autant que possible, toute expression médicale scientifique, parce que ceux qui mettront en usage ce Traité, doivent y trouver le langage qui leur est familier ; 3° j'ai dû indiquer les moyens curatifs les plus simples, les plus faciles et qui conviennent seulement au début de la maladie, parce que, si ces indications ne suffisent pas pour procurer du soulagement, on doit sans aucun retard, avoir recours au médecin ; 4° enfin j'ai suivi l'ordre alphabétique, parce qu'il m'a paru le seul convenable.

Les maladies se divisent en, 1° internes ; 2° externes; cette division, que tout le monde connaît, est la plus naturelle et a été adoptée dans le Dictionnaire qui va suivre.

CHAPITRE PREMIER.

MALADIES INTERNES.

—

Ces maladies ou affections morbides internes, constituent la médecine proprement dite; les plus simples à traiter, sont les suivantes :

Affections hystériques. Voyez *Spasmes*.
Affections laiteuses. Voyez *Lait répandu*
Affections nerveuses. Voyez *Spasmes*.

Affections scrofuleuses. Voyez *Scrofules*.

Aigreurs d'estomac. On nomme ainsi la régurgitation de liquides aigres, qui remontent de l'estomac dans la bouche, où ils causent une sensation très-désagréable. Ce phénomène est quelquefois dû à l'usage d'alimens acides ou âcres, de boissons acerbes; mais il est le plus ordinairement lié à l'existence de quelques maladies, soit de l'estomac, soit d'un autre viscère, ou même de toute l'économie; on combat ces aigreurs par des absorbans. Un demi-gros à 1 gros de magnésie délayée dans un demi-verre d'eau sucrée, réussit le plus ordinairement. On peut renouveler cette prescription deux ou trois fois; au défaut de magnésie, on peut employer la craie ordinaire à la même dose. (J'ajouterai dans ce premier article une remarque qui sera applicable à toutes les maladies suivantes). Si l'emploi de ces absorbans ne réussit pas: la maladie est due probablement à une affection organique, on doit consulter le médecin.

Aménorrhée. Voyez *Suppression des règles*.

Angine. Voyez *Mal de gorge*.

Apoplexie. Cette grave maladie nécessite

la présence d'un médecin; il est pour ainsi impossible d'indiquer les moyens curatifs à employer. Cependant on peut poser en thèse générale, qu'en attendant l'arrivée du médecin, il est indispensable de coucher le malade, la tète et le tronc fortement relevés. On néglige peut-être trop de nos jours ce moyen, dans la supposition que les lois de la physique ont peu d'influence sur la circulation du sang. On couvre ensuite la tête de compresses trempées dans l'eau-froide, ou même on y applique de la glace : pendant ce tems, le malade fera un usage abondant d'une boisson délayante, une tisane d'orge ou de chiendent, par exemple, ou toute autre semblable.

Asthme. On donne, en général, ce nom à une affection dans laquelle la respiration est difficile, fréquente, haletante, etc. Les boissons froides et légèrement acidulées, prises modérément dans le commencement de l'accès ; la précaution de placer le malade dans un air frais, de lui faire prendre une position verticale etc.; donnent du soulagement ; à ces moyens, on doit joindre ceux qui, vers la fin de l'accès, peuvent faciliter l'expectoration, la potion suivante, prise par cuillerées, réussit assez bien..

Eau de fontaine, 3 onces.

Oximel scillitique, 1 once.

Laudanum, 5 gouttes.

Catarrhe. On comprend sous ce nom une série d'affections propres aux membranes muqueuses, et dont le principal phénomène est l'écoulement au dehors, d'une certaine quantité de liquides qu'elles exhalent. Le médecin distingue pour ainsi dire autant de catarrhes, qu'il y a de membranes muqueuses qui peuvent être affectées; mais chacun de mes lecteurs comprendra ce que nous entendons ici par ce mot: Il y a des *catarrhes aigus* ou inflammations aiguës des membranes muqueuses, et *catarrhes chroniques* ou affection catarrhales quiprennent cette forme après s'être reproduites plusieurs fois sous la forme aiguë. Ces derniers s'observent particulièrement chez les individus avancés en âge, et chez les sujets affaiblis; les laxatifs et les pectoraux, sont les médicamens qui réussissent le mieux dans les catarrhes chroniques: 1° la tisane des fruits pectoraux (tableau des tisanes, page 113); 2° le loock amygdalin (page 126).

Céphalalgie. Voyez *Mal de tête*.

Coliques d'entrailles. Dans ces coliques les malades éprouvent des douleurs plus ou moins fortes, plus ou moins durables aux environs du nombril. Si l'affection est légère, le traitement doit être très-simple : on donne des lavemens émolliens d'eau, d'huile, d'eau huilée plus ou moins réitérés selon la nécessité, nécessité qui sera d'autant plus instante que le malade sera plus jeune, plus vigoureux, plus irritable. Si la colique était le résultat d'une constipation opiniâtre, on donnerait d'abord les lavemens émolliens que l'on rendrait ensuite légèrement irritans en y faisant dissoudre une demi-once de sel de Glauber.

Coliques d'estomac. Cette colique, si elle est légère, se traite absolument de la même manière que la précédente ; cependant, si elle ne cédait pas aux moyens curatifs que nous avons indiqués, on pourrait supposer, qu'elle est le résultat d'une faiblesse d'estomac, et dans ce cas, on pourrait essayer une légère infusion de menthe ou de melisse édulcorée, avec le sirop de gomme, et même quelquefois avec le sirop de quinquina.

Constipation, est l'état d'une personne qui ne peut aller librement à la selle ; elle consiste dans le séjour prolongé que font les excrémens dans les gros intestins, où ils acquièrent une dureté plus ou moins considérable, et une forme *ovillée*, ou arrondie; ils parcourent ensuite ce trajet avec lenteur, en se durcissant toujours davantage, jusqu'à l'anus, d'où ils ne sont expulsés qu'avec certains efforts, ou par des moyens artificiels. Les moyens les plus efficaces pour vaincre cette constipation, sont les lavemens émolliens, que l'on peut rendre ensuite légèrement irritans comme nous l'avons montré au mots *coliques d'entrailles* : les purgatifs employés peuvent ici être plus énergiques : 1 once de sené, 1 à 2 gros de tabac, ajoutés aux lavemens émolliens réussissent très-bien.

Convulsions des enfans. Il faut être extrêment sobre de médicaments, dans les convulsions des enfans; on peut administrer un peu d'eau sucrée, légèrement aromatisée avec de l'eau de fleurs d'oranger. Si ces premiers secours ne suffisent pas pour faire cesser les convulsions, il faut appeler un médecin, et insister en attendant, sur les divers antispasmodiques, unis avec des légers purgatifs; pour un enfant, âgé de moins d'un an, les pilules suivantes donnée à la dose d'une, toutes les demi-heures, ont souvent réussi.

Camphre, 5 grains.
Calomel, 10 grains.
Sirop, q:s
Faites 20 pilules.

Convulsions des adultes. Les moyens indiqués dans l'article précédent, sont applicables à la maladie qui nous occupe; il est évident qu'il est nécessaire d'augmenter leur énergie avec l'âge et la constitution de l'individu.

Coqueluche. Nom populaire qui désigne une affection catarrhale, particulière aux bronches, et caractérisée par de bruyantes inspirations accompagnées très-souvent de suffocations imminentes : la coqueluche présente trois époques, 1° développement de la maladie; 2° accroissement ou spasmes; 3° décroissement. La coqueluche s'annonce presque toujours par quelques frissons vagues, une légère bouffisure et rougeur de la face. Si cette affection n'est, à son début, compliquée d'aucune autre, et s'il n'y a pas de fièvre, des boissons adoucissantes et relâchantes d'abord, ensuite, un ou plusieurs vomitifs, réussissent très-bien; ces derniers sont l'émétique, de $^1/_2$ à 1 grain, ou l'ipécacuanha en poudre, en décoction et en sirop. Les purgatifs n'ont pas le même avantage que les vomitifs; ils conviennent néanmoins, surtout après l'usage du vomitif, pour prévenir les embarras du ventre, et dominer l'irritation pulmonaire : les purgatifs les plus simples et les plus doux, comme la manne (1 once), l'huile de ricin (1 once), sont ceux qui méritent la préférence.

Crachement de sang. Cette affection est connue en médecine, sous le nom d'*hémoptysie*, et désigne l'hémorrhagie de la membrane muqueuse qui tapisse les voies aériennes. Elle se montre chez les individus de quinze à trente-cinq ans; les vieillards n'en sont pas entièrement à l'abri, mais ils y sont bien moins exposés que les jeunes gens, les enfans n'en sont peut-être jamais atteints. On peut dire que l'hémoptysie est l'hémorrhagie de la jeunesse; c'est toujours une maladie grave, et qui par conséquent, nécessite aussitôt que possible, la présence d'un médecin; cependant, en l'absence du praticien, on doit chercher à distinguer si le sang que crache le malade vient des voies aériennes, des bronches ou de la trachée; dans ces deux derniers cas, il faut déterminer s'il est dû à une simple exhalation, ou à une lésion organique du tissu pulmonaire: 1° le sang qui sort de la bouche, qu'il soit craché ou qu'il s'échappe par flots, peut venir de la bouche elle-même, des fosses nasales, des bronches ou de l'estomac; il est généralement facile de reconnaître l'origine du sang qui vient de la bouche ; un examen attentif des diverses parties de cette cavité, fait presque toujours apercevoir le point d'où sort le sang ; de plus, ce liquide est vermeil, mais il n'est point mêlé d'air comme celui qui vient des voies aériennes ; quant au sang qui est exhalé dans les fosses nazales, il s'écoule presque toujours à la fois, s'il est abondant par les narines et par les ouvertures postérieures ; en sorte qu'il ne peut pas y avoir d'incertitude sur son origine. Quand il est exhalé en petite quantité, il peut s'écouler seulement en arrière, mais il est alors presque toujours noirâtre, parce qu'il a séjourné quelque tems sur le voile du palais sans être expulsé.

Les premières précautions à prendre dans un crachement de sang, sont 1° de tenir le malade assis, d'ôter les vêtemens qui gênent la poitrine, de tenir ce malade dans un état complet de repos, de lui prescrire de tousser le plus rarement possible ; si ces moyens ne suffisent pas, le médecin employe les saignées, etc.

Si le crachement de sang se prolonge, sans que le sang expulsé soit considérable, on donne la tisane de riz édulcorée avec du sirop de grande consoude et légèrement acidulée par le jus de citron.

Croup. Toutes les mères de famille redoutent cette terrible maladie qui demande de prompts secours à son début, puisqu'elle peut, en vingt-quatre heures, priver une mère de son enfant. Le mot *croup*, en écossais, signifie étranglement. Les symptômes d'invasion de cette maladie sont, une toux plus ou moins légère, assez sèche, un peu rauque et aiguë. Le malade se plaint quelquefois d'une légère douleur à la partie antérieure du cou, qui dans certains cas, offre du gonflement; dans la seconde période, ou la maladie est confirmée, on observe des petites quintes de toux courtes, composées de secousses rapprochées dans lesquelles la voix est sèche, sonore avec des intonations un peu différentes, qui tantôt ressemblent à la voix d'un petit chien qui aboie, ou d'une poule qui glousse, tantôt à la voix d'un jeune coq; ces comparaisons grossières ne donnent qu'une idée très-imparfaite de la toux croupale qu'il est, je crois, impossible de décrire, mais que les personnes les moins exercées reconnaissent, quand elles l'ont entendue une seule fois; chaque secousse de toux est accompagnée et suivie d'un petit sifflement remarquable dans l'inspiration, et qui fait partie de la quinte que nous venons de décrire; mais indépendamment de ces inspirations sifflantes, entre chaque éclat de la voix qui constitue la toux, on entend, en écoutant attentivement entre les quintes un frémissement ou sifflement continu, pendant chaque inspiration, comme si l'air passait alors dans un tube étroit et métallique.

Dans la première période, on doit chercher à diminuer l'inflammation, à empêcher la formation de la fausse membrane qui constitue l'affection croupale : on y parvient par des sangsues, par des sinapismes appliqués aux mollets; enfin, par les vomitifs : ces derniers se composent le sirop d'ipécacuanha pour les enfans, et d'émétique pour les adultes.

DÉFAILLANCES. Voyez *Syncopes*.

DÉVOIEMENT. On donne ce nom à diverses maladies qui ont pour symptômes communs, la fréquence des déjections alvines et la liquidité des matières excrétées; cette affection paraît due à l'inflammation muqueuse des intestins : cette maladie est une des plus fréquentes, il n'est presqu'aucun individu parvenu à l'âge adulte qui n'en ait été atteint un certain nombre de fois ; il en est beaucoup qui passent rarement quelques mois sans en être affectés à un degré quelconque : on distingue 1° le dévoiement aigu, 2° le dévoiement chronique ; les causes du premier sont des écarts de régime, l'usage d'alimens ou de boissons nuisibles par leur qualité ou quantité, tels que fruits verts, etc. Dans un dévoiement léger, la diminution des alimens, l'usage des potages, des œufs frais, de chairs rôties ou grillées, suffit pour le guérir. Si ce dévoiement continue, on emploie la tisane de riz, l'apozème de Sydenham (décoction blanche) édulcorée avec le sirop de grande consoude ou de guimauve ; enfin, on peut ajouter à ces moyens, des lavemens mucilagineux que l'on rend calmans par l'addition de 10 à 12 gouttes de laudanum de Sydenham.

Diarrhée. Voyez *Dévoiement*.

Dyssenterie, est une inflammation aiguë des intestins, dont les symptômes particuliers sont le besoin fréquent ou même continuel d'aller à la selle, des douleurs cuisantes et une chaleur vive au-dessus de l'anus, qui augmentent beaucoup dans les efforts, l'excrétion fréquente, laborieuse de mucus sanguinolens, de sérosités rougeâtres rendues presque toujours en petite quantité. On distingue 1° la dyssenterie aiguë qui peut être légère ou intense, 2° la dyssenterie chronique; ce dernier nom s'applique surtout à une affection dans laquelle les malades rendent des matières sanieuses très-fétides, affection presque toujours due à l'ulcération des intestins : Les moyens curatifs pour une dyssenterie légère sont exactement ceux que j'ai indiqués pour le dévoiement.

Embarras de l'estomac. Cette maladie est caractérisée par un goût amer, un enduit blanchâtre ou jaunâtre de la langue, la perte d'appétit, nausées, effortspourvomir, vomissemens de matières jaunes, verdâtres et amères. On prescrit la diète, quelques boissons acidules; si ces moyens ne suffisent pas, on doit appeler un praticien, etc.

Embarras des intestins. On éprouve des coliques, des borborygmes, des flatuosités, une tension du bas ventre, enfin une constipation ou même une diarrhée de matières liquides jaunes et verdâtres. *Voyez* aux mots *Coliques d'entrailles* les médications que l'on doit donner

Empoisonnemens. On désigne ainsi l'ensemble des effets produits par les poisons appliqués sur une ou plusieurs parties du corps des animaux : le nombre des substances vénéneuses étant très-considérable, et l'action produite par ces substances sur nos organes, étant très-variées, il s'en suit que les symptômes d'un empoisonnement ne peuvent trouver place dans cet exposé. Je remarquerai seulement que, dans un cas de cette nature, on doit tenir compte du moment où l'on voit le malade; si le poison a été administré depuis peu de tems, on prescrira au malade le contre-poison (si le poison en a un), dont l'emploi a été justifié par l'expérience. 1° Pour un poison acide, on gorgera le malade d'une eau tenant en suspension de la magnésie (1 once par litre d'eau); au défaut de magnésie, on administre de l'eau de savon, etc. 2° Pour un poison mercuriel, soluble, par exemple le sublimé corrosif, pour un poison de cuivre, on donnera au malade des blancs d'œufs que l'on aura battus préalablement avec une quantité d'eau convenable ; mais si le poison est administré depuis long-tems, ou s'il n'a pas de contrepoison reconnu, on a recours aux adoucissans émolliens, etc. 1° Application sur l'abdomen, de linges imbibés d'une décoction mucilagineuse ; 2° boisson mucilagineuse, adoucissante, telle que lait, huile, etc.; enfin, si les accidens se calment, on peut prescrire la potion antispasmodique, (page 122), par cuillerées, d'heure en heure.

ÉPILEPSIE. Cette terrible maladie a résisté jusqu'ici à tous les moyens curatifs; on ne trouvera donc ici que les principes à suivre pendant et après l'accès épileptique: on doit, pendant l'accès, prendre toutes les précautions nécessaires pour empècher le malade de se blesser, et après l'accès, on donne quelques légers antispasmodiques, l'eau de fleurs d'oranger, la liqueur d'Hoffmann, etc.

ESQUINANCIE, voyez *Mal de gorge*.

HÉMOPTYSIE, voyez *Crachement de sang*.

HÉMORRHAGIE. On désigne ainsi tout écoulement de sang hors des vaisseaux destinés à le contenir, quellesque soient d'ailleurs les causes de ce phénomène et le lieu ou il s'opère, que le sang s'écoule au dehors ou qu'il s'épanche dans quelques parties internes du corps: on distingue 1° l'hémorrhagie qui est le résultat accidentel de l'action d'un corps vulnérant ou de toute autre violence extérieure; toutes ces hémorrhagies sont du domaine de la chirurgie;

2° L'hémorrhagie spontanée qui appartient à la médecine, et qui peut être *active* ou *passive* ; l'hémorrhagie active ne se trouve que chez les jeunes gens robustes ; elle est son remède à elle-même, car elle cesse par le seul fait de l'écoulement d'une certaine quantité de sang ; toutefois, si elle se prolonge au-delà de certaines limites, on l'arrête par des boissons fraîches, émulsionnées, acidulées, par des pédiluves chauds et même par des ligatures appliquées au-dessus des genoux et des coudes ; si au contraire l'hémorrhagie n'est pas assez abondante, on l'active par des fumigations chaudes vers l'organe qui en est le siège, par une immersion de cet organe dans un bain tiède.

Les hémorrhagies passives ont lieu chez les sujets faibles ; le sang qui s'écoule est noirâtre, on doit la suspendre aussi promptement que possible ; on y parvient par des topiques froids, eau de puits, eau à la glace et vinaigrée, sel marin, acétate de plomb, alun, alcool, qu'on applique ou qu'on projette sur la partie même, ou sur les régions voisines ; on a recours, si la disposition des parties le permet, à la compression et au tamponnement.

Hémorrhoïdes. C'est une maladie causée

par diverses affections de l'extrémité de l'intestin rectum, ayant plus ou moins d'affinités entre elles, et accompagnées assez souvent, mais non toujours, d'un écoulement de sang. Nous ne considérerons ici que l'affection appelée vulgairement hémorrhoïdes. Tant que le flux hémorrhoïdal est modéré, et qu'il paraît à des époques éloignées les unes des autres, on ne peut le considérer comme une maladie, mais seulement comme un assujettissement, une incommodité dont il faut balancer les avantages, les inconvéniens, pour juger s'il convient d'y rester assujetti ou si l'on peut essayer de s'en délivrer; mais 1° le flux hémorrhoïdal excessif donne lieu à des accidens; 2° si le flux hémorrhoïdal n'a pas lieu assez souvent, il résulte de cette absence des accidens presqu'inverses; de là, deux modes de traitement.

Dans le premier cas, on doit arrêter le mouvement fluxionnaire qui fait dériver du côté de l'intestin rectum tout le sang contenu dans les vaisseaux; on couche le malade dans un lit frais, peu couvert, les pieds un peu plus haut que la tête; on donne des boissons rafraîchissantes, de l'eau de groseilles par exemple, etc. Si les hémorrhoïdes sont très-enflammées, cette inflammation, dans les cas les plus ordinaires, dure sept ou huit jours avec beaucoup d'intensité ; puis elle s'apaise, et les tumeurs hémorrhoïdales n'étant plus comprimées, rentrent, les douleurs diminuent peu à peu et cessent à la fin entièrement. Si la marche du phénomène n'est pas telle que je viens de l'indiquer, on doit appeler un médecin ; mais dans tous les cas on peut oindre les tumeurs avec un onguent adoucissant qui assouplit les tumeurs et en favorise singuliérement la réduction dans l'intestin.

Hydrophobie. Voyez *Rage*.

Hystérie. Voyez *Spasmes*.

Indigestion. On désigne sous ce nom un trouble passager et subit de la digestion : les moyens qu'on emploie contre l'indigestion sont pris parmi les délayans et les évacuans ; les premiers qui suffisent dans les cas les plus simples, sont l'eau de veau, le petit lait, le bouillon aux herbes auxquels on peut ajouter le thé.

Inflammation du bas ventre. Les moyens curatifs que j'ai indiqués à l'article *Coliques d'entrailles*, sont applicables à la maladie qui nous occupe ; je dois ajouter cependant que, toutes les fois qu'une inflammation du bas ventre ne cède pas aux médications que j'ai indiquées, cette affection pouvant prendre un caractère de gravité, on doit avoir recours à un médecin.

LAIT RÉPANDU. Les affections laiteuses peuvent varier, et ces maladies pouvant donner lieu à des accidens assez graves, celui qui n'a que des connaissances superficielles en médecine ne doit jamais prendre sous sa responsabilité le traitement de ces affections; je crois cependant pouvoir indiquer ici les prescriptions que l'on administre généralement aux femmes en couches, pour leur faire, ainsi qu'on le dit vulgairement, passer leur lait : la tisane est ordinairement une très-légère infusion de tilleul, et l'on donne un apozème connu sous le nom de petit lait de Waiss : ce petit lait, qui est légèrement purgatif, et par suite dérivatif, se prépare en jetant une livre de petit lait bouillant sur les plantes suivantes, incisées menues et placées ensemble dans le vase à infusion.

Caillelait..............	de chaque 24 grains.
Fleurs de sureau.......	
— millepertuis,..	
— tilleul.......	
Follicules de séné......	de chaque 1 gros.
Sel de Glauber........	

Le malade prend ce remède le matin, en trois verres, à une demi-heure de distance pendant dix à douze jours.

Mal caduc. Voyez *Epilepsie*.

Mal de gorge. On appelle ainsi toute difficulté d'avaler ou de respirer, produite par une cause placée au-dessus des poumons et de l'estomac. On doit apporter une attention sérieuse aux mots de gorge chez les enfans, parce que cette affection peut être le *croup*, et j'ai indiqué à ce dernier mot l'urgence des secours dans cette maladie. Je ne relaterai point ici les diverses subdivisions établies par les médecins pour les maux de gorge, je dirai seulement que presque toujours ces affections sont produites par une inflammation des membranes muqueuses comprises entre l'arrière-bouche d'une part, et l'origine des bronches, de l'autre. Quel que soit d'ailleurs le siége spécial de cette inflammation, on doit prescrire des boissons délayantes, des gargarismes légèrement acidulés, des fumigations émollientes; ces dernières sont essentielles dans les cas où la fréquence et la sécheresse de la toux portent à croire que l'exhalation muqueuse est, ou supprimée, ou considérablement diminuée, et où le contact d'une vapeur humide peut en quelque sorte y suppléer : si la maladie fait des progrès rapides, on doit couvrir de sangsues la région de la gorge, etc.

Mal de tête. Un mal de tête léger, cède souvent à l'immersion des pieds dans l'eau chaude, rendue irritante par l'addition, 1° de cendres, 2° de sel de cuisine, 3° de vinaigre, 4° de farine de moutarde. L'éther répandu sur le front, produit, en se vaporisant, un froid qui contribue à calmer la douleur de tête : la promenade, la distraction, une conversation gaie, dissiperont facilement le mal de tête qu'aurait occasioné un moment d'ennui, de contrariété, le séjour dans un lieu clos : l'eau de fleurs d'oranger mêlée à l'eau sucrée, produit quelquefois de bons effets; la compression de la tête diminue aussi la douleur ; on peut dire en thèse générale, que le malade doit garder le repos, éviter le bruit, la lumière trop vive, prendre peu d'alimens ; il pourra faire des applications froides sur la tête, prendre des lavemens froids, etc.

Maladies nerveuses. Voyez, *Spasmes*.

Migraine. Voyez, *mal de tête*.

Pertes de sang par l'utérus. Cette affection est comprise dans les *Hémorrhagies passives*, dont nous avons parlé précédemment, (page 161) au mot *Hémorrhagie ;* le traitement que nous avons indiqué leur est applicable ; on peut y ajouter une légère infusion de fleurs de guimauve, que l'on acidule légèrement avec quelques gouttes d'acide sulfurique.

Rage. Tous mes lecteurs ont entendu parler de cette terrible maladie, qui est encore aujourd'hui un des écueils de la médecine : le seul traitement qui ait réussi jusqu'à présent, est l'application du feu sur les morsures ; on se sert de fers coniques et pointus comme la dent de l'animal qui a fait les blessures ; il faut rougir ces fers au blanc, en avoir plusieurs, afin que, dès que l'un s'éteint on puisse reprendre l'autre : au défaut de ces instrumens, le bout d'un manche de pelle peut être employé ; l'important est de n'apporter aucun retard, et de brûler exactement et assez profondément toute la surface de la plaie.

Retards des règles. Voyez, *Suppression des règles*.

Rétention d'urine. Cette maladie, (lorsqu'elle n'est pas due à une affection organique, comme cela a lieu chez les viellards, et même chez les jeunes gens après plusieurs traitemens anti-vénériens) cède à l'usage de frictions cinq ou six fois par jour sur le bas ventre avec de l'eau-de-vie camphrée, ou de la teinture de scille mêlées avec leur poids d'eau ; si les accidens se compliquent, on doit appeler un médecin.

RHUMATISMES. On donne ce nom à des douleurs plus ou moins vives, fixes ou vagues, qui durent un certain tems, disparaissent, mais présentent une grande mobilité, reparaissent à des intervalles plus ou moins rapprochés ; on distingue des rhumatismes aigus et des rhumatismes chroniques, ces derniers ne peuvent être considérés dans cet exposé ; les moyens curatifs les plus prompts pour un rhumatisme aigu, sont les frictions, soit à l'aide d'une brosse douce que l'on promène sur la partie affectée, soit avec une flanelle que l'on imbibe d'une cuillerée à café du liniment volatil (page 134).

RHUMES. C'est le nom vulgaire sous lequel on désigne le catarrhe pulmonaire simple, léger, sans fièvre, qui permet de vaquer à ses affaires ou au moins de ne pas garder le lit : le rhume est la plus fréquente de toutes les maladies qui affectent l'espèce humaine : dans l'hiver, il y a parfois la moitié des individus qui en sont atteints, surtout dans les villes ; aussi cette maladie est-elle connue de tout le monde et traitée sans l'intervention du médecin; les moyens curatifs sont en quelque sorte domestiques et pour ainsi dire vulgaires: je renvoie pour ces moyens au mot *Catarrhe*.

SCIATIQUE. Maladie qui affecte le nerf de ce nom : les frictions sèches et humides comme nous les avons indiquées au mot rhumatismes, constituent les premières médications que l'on doit employer dans cette maladie, qui est presque toujours très-douloureuse mais jamais mortelle.

SCROFULES. Les affections scrofuleuses ne sont jamais instantanées, et il est peu d'individus qui ne connaissent les divers symptômes que présentent les individus scrofuleux; les boissons dépuratives, par exemple la tisane de houblon convient très-bien pour ralentir le développement de ces affections; quelquefois le système glandulaire s'engorge, il en résulte des grosseurs plus ou moins volumineuses que l'on doit traiter par des applications émollientes, en attendant l'arrivée du médecin qui est toujours nécessaire dans ces maladies.

SPASMES. Les affections spasmodiques présentent plusieurs degrés d'intensité, depuis les *Vapeurs* qui constituent la maladie la plus légère, jusqu'à l'*Hystérie*, et enfin l'*Epilepsie*, mais on comprend sous le nom de spasmes une contraction ou tension musculaire, indépendante de la volonté, et qui dans quelques cas, dispose à la convulsion : les spasmes généraux ou locaux qui n'ont qu'une existence passagère, et qui sont le résultat de l'action d'une cause accidentelle, sont presque toujours combattus avec succès par les anti-spasmodiques administrés à l'intérieur. 1° L'éther pris à la dose de quelques gouttes sur un morceau de sucre. 2° La potion anti-spasmodique indiquée (page 122) prise par cuillerées de demi-heure en demi-heure : si les symptômes diminuent, on donne au malade de l'eau sucrée aromatisée par une petite quantité d'eau de fleurs d'oranger.

Suppression des règles. Cette suppression, comme celle de toute autre sécrétion naturelle ou artificielle, ne peut pas être regardée comme une maladie distincte; mais en raison de l'importance de la menstruation, elle devient presque toujours la cause de maladies; le fait suffit ici pour constater la suppression; mais les malades peuvent se tromper et attribuer à une cause accidentelle, ce qui est le résultat de la grossesse : par conséquent, aussitôt qu'il y a doute, on doit appeler le médecin : si la suppression est certainement due à une cause accidentelle, on doit remarquer que cette cause peut être, 1° l'excès de sensibilité des organes génitaux ; dans ce cas on emploie les boissons délayantes, les bains tièdes, etc. ; 2° le défaut de sensibilité de ces même organes ou l'état opposé, et dans ce cas le traitement curatif est inverse, c'est-à-dire, qu'on doit faire usage de bains froids, de toniques, d'eaux minérales sulfureuses ou ferrugineuses; cette distinction nous montre que la suppression des règles pouvant être le résultat de deux causes opposées, il faut mettre beaucoup de circonspection dans l'emploi des moyens qui doivent ramener le malade à un état normal.

Syncope. Voyez *Spasmes*.

Tic douloureux, est une affection nerveuse, soit de la face en général, soit de quelques-unes de ses parties : l'application de sangsues sur l'endroit douloureux, l'usage d'un petit emplâtre d'opium appliqué également sur le lieu malade, sont les meilleurs moyens que l'on puisse d'abord employer.

Vapeurs. Voyez *Spasmes*

Vents. Les flatuosités donnent en général lieu à des coliques d'entrailles, que l'on traite comme nous l'avons dit à ce dernier article ; cependant si les moyens indiqués étaient insuffisans, on peut ajouter aux lavemens une légère infusion d'anis, qui, stimulant les intestins, provoque assez souvent la sortie des gaz qui sont la cause de l'affection.

Vers. Les symptômes indicateurs de la présence des vers, surtout chez les enfans, sont la dilatation de la pupille, la démangeaison du nez, l'odeur aigre de l'haleine, la pâleur du teint et les irrégularités de la digestion ; nous devons pourtant avouer que souvent ces symptômes existent, sans que l'on parvienne à faire rendre des vers aux malades, et que souvent aussi ils en rendent sans qu'aucun signe ait décelé leur existence ; le seul phénomène indubitable qui indique leur présence, est la sortie de portion ou de quelques-uns de ces animaux hors du corps : les moyens curatifs sont donnés par les purgatifs plus ou moins énergiques, et à une dose plus ou moins forte, selon la constitution, l'âge etc. de la personne affectée ; l'huile de ricin à la dose de 1 à 2 onces, la poudre de jalap à la dose de 15 à 20 grains, ont assez souvent réussi.

Vertiges. On donne ce nom à un état cérébral, dans lequel les objets en repos paraissent tourner autour de nous; souvent accompagné de tintemens et de sifflemens d'oreilles; il y a plusieurs espèces de vertige, s'il est *sanguin*, c'est-à-dire, dû à un afflux du sang vers la tète, on le combat par des dérivatifs tels que pédiluves chauds, plus ou moins fortement sinapisés; si ces vertiges sont *nerveux*, on donne des antispasmodiques.

Vomissement. Action au moyen de laquelle l'homme, et les animaux dont l'organisation est le plus semblable à celle de l'homme rejettent par la bouche les substances introduites dans l'estomac. Lorsque le vomissement est opiniâtre, les moyens curatifs qui réussissent le mieux, sont : 1° les eaux acidules gazeuses prises en très-petite quantité à la fois, (eau de Seltz) la potion de Rivierre, prise en une seule fois et immédiatement après le vomissement; cette potion se compose de deux liquides que l'on ne mêle qu'au moment de les prendre.

Premier Liquide.

Sous-carbonate de potasse.	24	grains.
Eau..................	2	onces.

Deuxième Liquide.

Eau..................	1	once.
Le jus d'un citron.......		
Sirop de capillaire.......	1	once.

On retire très-souvent de grands avantages des bains ou demi-bains tièdes prolongés aussi long-tems que le malade s'y trouve bien.

CHAPITRE II.

Des maladies externes.

Ces affections sont du domaine de la chirurgie : les plus simples à traiter, sont les suivantes.

Abcès. On donne ce nom à toute collection de pus dans une cavité accidentelle, dans un espace contre nature, formé aux dépens du tissu de nos organes par la séparation de leur molécules, par l'écartement de leurs fibres, et dans ce sens il faut définir l'abcès, *tout amas de pus dans une cavité contre nature*. On a nommé aussi les abcès *dépôts*, *apostèmes*, et même cette dernière dénomination est connue du vulgaire, qui prononce d'ailleurs *apostumes:* les médecins distinguent les abcès en un grand nombre de variétés; mais nous n'avons à nous occuper ici que des abcès des membres, et il suffira de remarquer que, lorsque ces abcès sont développés, on doit toujours chercher à ramollir le tissu par des cataplasmes émolliens, composés de farine de lin et d'eau, ou de mie de pain et de lait. Lorsque le tissu est ramolli, le plus ordinairement on fait une incision aussi large que possible, on fait écouler tout le pus de la cavité, on nettoye avec soin, et si l'inflammation diminue, l'usage du cérat simple ou du cérat contenant quelques gouttes d'extrait de Saturne mis sur de la charpie, et appliqué sur la plaie, en opère assez rapidement la fermeture.

APTHES. On donne ce nom à une éruption pustuleuse, qui se manifeste à la face interne de la bouche; cette altération se présente sous la forme de petites plaques rondes, ou plus souvent irrégulières, de couleur cendrée, blanche; elles sont circonscrites par un cercle rouge; ces inflammations guérissent très-promptement avec de simples lotions émollientes : quelquefois si l'inflammation est peu vive, on hâte la guérison, en touchant ces aphtes avec un petit morceau de vitriol de Chypre disposé en pointe.

Blessures. Voyez *Plaies*.

Brulures. C'est une lésion plus ou moins grave produite sur une partie vivante, par l'action du calorique concentré; les indications que l'on a à remplir dans le traitement de la brûlure, sont de calmer promptement la douleur; on plonge, si faire se peut, la partie brûlée soit dans l'eau froide pure, soit dans de l'eau végéto-minérale, (eau un verre, extrait de Saturne, 20 à 30 gouttes), soit dans de l'eau alcoolisée, ou légèrement acidulée; dès que l'on a cessé l'emploi des topiques répercussifs sédatifs, il est important de soustraire les parties qui sont affectées au contact de l'air; on peut alors étendre sur elles une couche de cérat de Gallien, ou de cérat contenant un peu d'extrait de Saturne, ou enfin, de cérat contenant une petite quantité d'opium en poudre; les autres pansemens ont lieu comme nous le dirons au mot *plaies*.

CHAIRS BAVEUSES. Si une place présente des excroissances charnues qui s'opposent à sa guérison, on applique sur ces chairs des caustiques dont l'énergie varie: ainsi le sucre en poudre, l'alun calciné également en poudre, et projetté sur les excroissances qui se forment autour des cautères, rongent très-bien et sans douleur. Si ces excroissances sont plus considérables, on se sert de la pierre infernale, de la pierre à cautères etc.

CLOUS. Voyez *Abcès*, car les clous se traitent de la même manière.

CONTUSION. Voyez *Luxation*.

COR. Espèce de protubérance épidermique, dure, calleuse, de forme aplatie qui survient tant à la face supérieure des orteils, qu'à leur partie latérale. Trois méthodes principales se présentent pour le traitement des cors; la première est incertaine elle consiste à couper la partie exubérante de la tumeur, en excavant même un peu au-dessous du niveau de la peau, cette opération se fait avec des ciseaux; un rasoir, etc., on fixe ensuite un petit emplâtre diachylon, de gomme, ou de cire, etc. : le second mode de traitement est l'extirpation, enfin, le troisième est la destruction des corps, par l'emploi des caustiques ; ce dernier mode ne doit être employé que par une personne exercée.

Coups. Cette expression est prise en médecine dans plusieurs sens : nous entendons ici ce mot comme synonyme de percussion ; c'est une des causes les plus fréquentes des *contusions*, *plaies*, *luxations*, *fractures*, *foulures*, *meurtrissures*, *entorses*, voyez ces mots.

Crevasses. Solution de continuité, ordinairement produite par la distension des parties : nous comprenons ici les solutions de continuité qui ont leur siége à la peau, et qui portent plus particulièrement le nom de *gerçure*, voyez ce mot.

Écorchures légères. Voyez *Plaies*.

Engelures, est un engorgement chronique de la peau et du tissu cellulaire, sous-cutané, d'un rouge violet, ordinairement indolent, quelquefois douloureux, sujet à s'ulcérer, produit par le froid prolongé, plus fréquent chez les enfans que chez les adultes et les vieillards, et qui affecte les parties les plus éloignées du centre de la circulation, les mains, les pieds, les oreilles, le bout du nez : on prévient les engelures, en fortifiant les parties qui y sont sujettes par des lotions avec de l'eau froide, de la neige, du vin, de l'eau-de-vie camphrée, du savon, etc. On doit éviter de laver ces parties avec de l'eau tiède; l'eau de Cologne, la teinture de gayac, en général tous les liquides stimulans sont convenables; si les engelures sont ulcérées, on les panse comme nous le dirons au mot *plaie;* et on fait usage d'onguens stimulans comme l'onguent de styrax, etc. du cérat contenant de la poudre de quinquina, etc.

Engorgemens glanduleux. Voyez *scrofules*.

Entorses. On appelle ainsi un tiraillement plus ou moins violent, quelquefois même déchirement des ligamens et des parties molles qui entourent une articulation : l'entorse est la luxation incompléte que le vulgaire désigne sous le nom assez exact de *foulures*.

L'immersion de la partie lésée dans l'eau froide, est un excellent moyen de prévenir les suites de l'entorse, lorsqu'on peut le mettre en usage immédiatement après que l'accident à eu lieu; l'action stupéfiante du froid empèche les vaisseaux capillaires d'être affectés d'une manière aussi vive;

mais ce moyen employé trop tard, est nuisible ; on doit alors faire usage des émolliens, des résolutifs (eau ét extrait de saturne) ; il est également très-convenable d'appliquer un bandage roulé autour du membre, afin de prévenir le gonflement ; à ces précautions, on joint un repos absolu, une inaction complète du membre, enfin, si les douleurs sont très-fortes, on ajoute au résolutif une certaine quantité de laudanum de Sydenham, puis, si cela ne suffit pas, on applique des sangsues, etc.

Excroissances de chair. Voyez *Chairs baveuses*.

Foulures. Voyez *Entorses*.

Fractures. On appelle ainsi la solution de continuité d'un ou de plusieurs os. Les fractures forment une des parties les plus importantes de la chirurgie ; leurs fréquences, les nombreuses différences qu'elles présentent, les accidens graves qui les compliquent dans une foule de cas, tout nous démontre qu'elles exigent à l'instant les soins d'un chirurgien.

Gale, est une éruption cutanée, essentiellement contagieuse, caractérisée par des vésicules légèrement élevées au-dessus du niveau de la peau, accompagnées de démangeaisons, transparentes à leur sommet, contenant un liquide visqueux, pouvant se développer sur toutes les parties du corps, mais plus particulièrement sur les plis des articulations des membres dans les intervalles des doigts, sur l'abdomen, etc. La plupart des compositions que l'on emploie pour guérir la gale sont sulfureuses ; nous donnerons la pommade suivante qui réussit très-bien :

Sulfure de chaux.... 2 onces.
Huile d'olives....... 1 once $^{1}/_{2}$.

Le malade emploie deux gros de cette pommade pour chaque friction, qu'il fait deux fois par jour, sur la surface palmaire des deux mains ; ce traitement doit être continué environ 15 jours.

Gerçures ; se traitent à la manière des *plaies* (*voyez* ce mot). Cependant, si l'inflammation est très-faible, on se contente d'une application grasse ; par exemple, Le cérat renouvelé cinq à six fois par jour.

Goitres. Voyez *Scrophules*. Nous rappellerons seulement ici que les deux pommades suivantes réussissent très-bien dans le traitement du goître.

Première Pommade.

Hydriodate de potasse.... 2 gros.
Graisse de porc récente... 1 once.

Deuxième Pommade.

Iode . . . . 1 gros.
Graisse . . . . 1 once.

On prend de l'une de ces pommades, une quantité équivalente à un pois ordinaire, et on en fait des frictions sur les tumeurs.

Luxations. Voyez *Entorses*.

Mal de dents. Ce n'est pas une maladie essentielle; il ne doit être considéré que comme un symptôme appartenant à un assez grand nombre d'affections, dont la nature et même le siége sont différens. L'individu qui éprouve ce mal aurait souvent peine à déterminer si la douleur qu'il ressent existe dans une ou plusieurs dents, dans les dents ou dans la membrane qui entoure leurs racines; dans les nerfs qui vont se distribuer à la pulpe dentaire, dans les parois des alvéoles, ou bien encore dans les gencives. Le moyen le plus prompt de soulager, est de mettre sur l'endroit qui donne la sensation de douleur la plus vive, du coton imbibé de laudanum de Sydenham. Je crois inutile d'ajouter que, si la douleur est produite par une dent cariée, le moyen que je viens d'indiquer n'est que palliatif, et que le seul mode de guérison est l'extraction même de la dent cause de la douleur.

Ophthalmie; nom que l'on donne à l'inflammation de l'œil, sans distinction précise de la partie malade; il y a des ophthalmies aiguës et des ophthalmies chroniques; nous ne parlerons que de la variété d'ophthalmie aiguë, que les médecins appellent *bénigne*. Les lotions fréquentes d'eau de guimauve, les cataplasmes émolliens, etc. qui d'ailleurs suffisent rarement, doivent toujours être mis en usage au début d'une ophthalmie : on emploie ensuite des pédiluves simples, puis sinapisés, etc. Si les symptômes sont plus intenses, on applique des sangsues aux tempes, on entretient la liberté du ventre par des lavemens émolliens, etc.; enfin, si les bords de la langue ne sont pas rouges, si le ventre n'est pas sensible à la pression, on peut donner une once d'huile de ricin; si l'ophthalmie est la suite de la suppression de quelques évacuations sanguines, périodiques (hémorrhoïdes chez l'homme, règles chez la femme), on applique des sangsuse à l'anus ou à la vulve, etc.

Panaris, est une inflammation des doigts ou des orteils qui peut se développer dans un point quelconque de leur étendue, et porter plus ou moins loin ses ravages : dans le panaris, l'inflammation commence ordinairement par la peau; elle s'annonce par une légère démangeaison dans la partie du doigt qui a été le siége de l'irritation, bientôt cette partie devient rouge, la démangeaison se change en une douleur brûlante et pulsative, au bout de quelques jours, il s'amasse sous l'épiderme et autour de l'ongle, un fluide purulent, blanchâtre ou roussâtre, dont l'évacuation est ordinairement suivie d'une prompte guérison. Lorsqu'un panaris est sensiblement développé, on y applique d'abord, comme à un abcès, des cataplasmes émolliens, et on l'ouvre ensuite par le bistouri; l'incision doit être faite dans une étendue et une profondeur déterminées par la gravité des accidens : après avoir incisé le doigt, on le plonge, ainsi que la main, dans une décoction émolliente; le sang qui coule des parties divisées, dégorge d'autant la partie; on panse la plaie avec de la charpie que l'on couvre d'un cataplasme émollient, bientôt le gonflement diminue, ensuite disparaît, et la plaie se cicatrise.

Plaies. La plaie est l'effet mécanique d'une cause qui agit mécaniquement :

quoiqu'elle résulte le plus ordinairement de l'action d'un corps étranger sur le nôtre, elle peut aussi dépendre de l'action même de nos organes. C'est ainsi que des muscles des tendons des os se rompent par l'effet des contractions musculaires : les plaies les plus simples sont le résultat d'un instrument tranchant, et le lecteur connaît la marche que l'on doit suivre pour opérer une guérison prompte. On doit, dans ce cas, toujours chercher à réunir immédiatement les bords de la plaie, et maintenir ces bords réunis à l'aide d'un sparadrap agglutinatif. Si les plaies ne peuvent se cicatriser comme je viens de le dire, elles suppurent : or une plaie de cette espèce, tend le plus ordinairement à se cicatriser d'elle-même ; il ne s'agit donc que d'écarter les obstacles qui pourraient retarder la guérison, ou même la rendre impossible. On favorise le travail de la nature en mettant d'abord la plaie à l'abri du contact de l'air : on la couvre avec de la charpie ; cette substance molle, spongieuse, s'imbibe aisément des sucs qui coulent de la plaie, en même tems qu'elle garantit celle-ci de l'action irritante de l'air. On s'est élevé avec succès contre l'abus des onguens dans les plaies qui suppurent ; le principal but qu'on doit se proposer, c'est de maintenir l'irritation à un degré modéré; trop faible ou trop vive, elle empêche également la guérison; les onguens ne conviennent que lorsque l'inflammation est trop vive, et alors même, on doit leur préférer un cataplasme émollient appliqué par dessus la charpie, ou mieux, à nu sur la plaie.

Pou. L'homme nourrit trois espèces de pou, 1° celui du corps, 2° celui de la tête, 3° celui du pubis : la malpropreté contribue pour beaucoup au développement des pous. On détruit 1° le pou du pubis par des frictions faites avec l'onguent mercuriel simple sur cette partie; 2° le pou du corps, à l'aide d'une grande propreté; 3° le pou de la tête, par la poudre de semences de staphysaigre. On se saupoudre la tête en se couchant, et on se peigne le lendemain matin; mais nous le répétons, on emploîrait en vain ces moyens si l'on n'observe pas ensuite la propreté la plus scrupuleuse.

Tumeurs. Voyez *Abcès*.

Vermines. Voyez *Pou*.

FIN.

TABLE DES MATIÈRES.

SECTION II.

CHAPITRE PREMIER.

Des Sirops simples.

CHAPITRE II.

SECTION III.

CHAPITRE PREMIER.

CHAPITRE II.

FIN DE LA TABLE.

www.ingramcontent.com/pod-product-compliance
Ingram Content Group UK Ltd.
Pitfield, Milton Keynes, MK11 3LW, UK
UKHW021142260726
13994UKWH00001B/255